更年期慢老 調養書

從 35 歲就開始保養的中醫祕方 ,50 道抗老食譜、
20 道暖身茶飲、32 個保健穴位及四季療法 , 從五臟到
子宮全方位調理內外 , 逆齡美顏養卵巢 , 讓妳越活越年輕

羅珮琳　著

常常生活文創

前言

　　進入中醫臨床工作已邁入第十八年，這樣的資歷在中醫界雖然還稱不上老中醫，但也算是此行業中流砥柱的一群。回顧這段日子的人生有著翻天覆地的變化，二十多歲剛畢業的單身女性對於未來與前途感到茫然，三十初找到能夠攜手人生的另一半而走進婚姻，這一段時期我經常是超時工作而且壓力極大，除了每日的診務還參與節目錄影及各類演講活動，因此對於懷孕生子這件事我一直抱持隨緣的心態，就在我已經認定自己是頂客夫妻時，卻又在年近四十時意外懷孕成為高齡產婦。根據親朋好友的說法，我的背影完全看不出是孕婦，走路健步如飛、沒有噁心孕吐、沒有腰痠水腫，一直工作到生產的前一天，預約好生產時間、打包行李到醫院待產。產後一個月便重回工作崗位。

　　成為新手媽媽後，工作的腳步並沒有停歇，一邊學習如何成為母親，一邊逐步實現自己的理想——自行創業成為開業醫師。能夠長時間維持良好的身心健康狀態，一部分原因當然和基因遺傳有關，也就是中醫所說的「**先天之本**」，但另一部分則是自己在生活上的實踐，也就是「**後天之本**」。我花了九年的時間完成了兩個學士學位，從西醫的復健醫學領域跨足至中醫成為中醫師，所學習的中西醫療

知識就是我生活的根基。我的飲食簡單均衡，每日必定攝取足量的澱粉、蛋白質、蔬果，絕不偏廢。當然難免會有小病小痛，當身體出現狀況時就服用中藥調理，年過四十之後每年定期全身體檢，多年運動習慣雖然不能維持在二十歲的體重，但至少能讓我時至中年不發胖變形。

回顧這十多年來生活的變化，我陪伴著每一位患者們度過她們人生中驚濤駭浪的歲月，有的和我一樣結婚生子成為一位平凡的母親，有的一心求子可惜遺憾無果，有的求子順利最終卻成為單親媽媽、有的家逢重大變故身心俱疲、也有的不幸罹癌和病魔努力對抗……我非常感謝這些患者走進我的診間和我分享他們的人生故事，我也盡力給予中醫的醫療協助。隨著年歲漸增，不知不覺我也即將來到知天命的年齡，對於女性而言，也代表著**更年期**即將來臨。

女性三十歲到四十歲期間，可說是人生的巔峰，無論是體能、勞動力或者決策力，當然這個時期也是工作與生活負擔最重的時期，無論是工作上的全力衝刺或者養兒育女的辛勞，也往往因此過度耗損自己的身體與心靈，有些女性朋友還沒有找到另一半就被醫師判定卵巢早衰，也有的決心先立業再成家，等到事業有成後才發現懷孕生子和工作不一樣，不是努力就會有回報。如果能早一點讓她們觀察自己身體細微的變化、理解自己的所作所為其實是在消耗自己的「**先天之本**」，及時撥亂反正，或許人生就會有不同的結果。

我在臨床工作時發現，有許多人希望尋求中醫藥改善體質、治療疾病，但是對於中醫的認知卻很不足，有些中醫概念來自於鄰里的口耳相傳甚至道聽塗說，導致中醫師和病患在溝通時雞同鴨講，例如我和病人說：「你這個狀況中醫屬於腎陽虛」，病患會問我：「那我是不是要去做腎功能檢查？」諸如此類。因此在進入中醫領域之前，基礎觀念的釐清顯得非常重要。

這本《更年期慢老調養書》，**第一章**是根據中醫的基礎理論作簡介，說明五臟各別掌管什麼樣的功能。中醫的臟象以及經絡理論非常繁雜，不是三言兩語就可以完全解釋清楚，所以我挑選和更年期最相關的部分作介紹。**第二章**則是針對更年期的症狀到底是由身體的那些臟腑出現變化，給予適當的建議和調理方法。**第三章**介紹的五十道逆齡食療則是以日常飲食保養的方式補充氣血，根據不同年齡階段來預防卵巢老化、補充雌激素以及延緩更年期不適。這些料理的材料包含常見的食材及中藥材，我採取一道料理重點介紹一個食材或中藥材，用中醫觀點以及營養學的角度分析這個食材或中藥

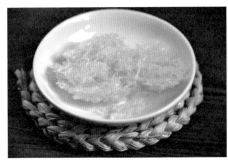
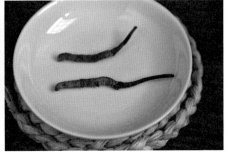

材對女性的益處，相信各位女性朋友們也可以發揮自己的創意將這些食材變化出各種不同的料理，在平日多方攝取。我自己平日飲食極簡清淡，食譜中有部分料理是採用日式烹調，也是我自己喜歡且平日餐桌就會出現的家常料理。**第四章**是從年輕就要做起的保健療法，《黃帝內經》有云：「**不治已病治未病**」，就是要提醒大家未雨綢繆、防病於未然，不要等到疾病發生之後才病急亂投醫。我發現很多年輕人喜歡喝各式含糖飲料，但糖就是人體老化的元凶之一，而白開水是最有益身體的飲品。很多人會覺得喝水淡而無味很無趣，因此我挑選二十道對女性健康有益的單方養生花草茶，可以針對自己最近身體的狀況挑選適合茶飲。當然經絡刮痧、中藥藥浴、穴位按摩以及溫灸保養也都是日常可以在家方便操作的中醫養生方法。

在臨床門診會遇到許多女性朋友對我說，她們非常懼怕更年期來臨，因為那代表女性特徵的消失、更快速的老化，甚至懼怕未來疾病的產生。我不會告訴我的患者更年期是一件很棒的事，因為從今爾後不會再被月經困擾，也不會說擁有皺紋是智慧的象徵，因為去美化「變老」這件事並不會改變老化帶來的生活不便。我母親曾對我說，她在某一天早上要下床時突然感到關節好像卡住一般無法順利活動，她才突然意識到自己真的老了，或許每個人都會有「發現自己老」的那一瞬間。我承認自己也會看著一張張青春無敵的臉孔感嘆年輕真好，但歲月是公平的，每個人都曾經享受過同樣的青春歲月，經歷過那段攀上高峰的過程，越過高峰之後就是往山下行走的

路程，所謂的**更年期調養**，就是在這一段下坡的路途中調整步伐，避開那些可能會造成傷害的誤區，更安全平穩地下山。

我們終究是要面對膠原蛋白的流失，歲月的痕跡會慢慢爬上臉蛋，與其抗拒老化，不如用更正面的心態和老化直球對決，對於尚未發生的事情不必杞人憂天，當遭遇問題時勇敢面對它、解決它。身體老化這件事並不可怕，它是人生必經的過程，如同日升日落、四季更迭無法阻止也不能逆轉，但我們可以透過體質調養，讓自己更健康、慢慢地變老。

最後，雖然身體的老化無法逆轉，但我們體內有一部分卻可以靠著努力而**逆生長**，讓你越活越年輕，那就是我們的**心靈**。除了調養身體，對身邊所有的事情保持好奇、持續地學習與閱讀、去任何沒有去過的地方旅行、培養一個可以一輩子熱愛的嗜好，當心靈充實了，對於未來便無所畏懼了，希望這本《更年期慢老調養書》可以陪伴妳用更平穩的心情愉快地迎接更年期、享受更年期。

璽悅中醫診所院長　羅珮琳

chapter *2*
調養好體內五臟，
不怕更年期症狀找上門

女人一生的週期，是順天自然而生

PART 01

我的更年期要來了嗎？

更年期（**menopause**）這個名詞最早由英國醫生 Charles M. Smyth 於1821年的論文〈On the Change of Life in Women〉中提出，「Menopause」這個英文單字可以拆解為兩個部分：**meno** 和 pause。Meno 源自於希臘文的 menos，意指「月經」或者「月經週期」。**Pause** 則是來自法語的 pause，意思是「中斷」或「暫停」。 menopause 的字面意思可以解釋為「**月經週期的中斷或停止**」。

女性天生的身體機制每個月都會有月經，這是為了讓受精卵能夠順利著床、孕育下一代，但人體機能的發展就如同登山，慢慢走向巔峰之後便開始下坡，身體的老化可以比喻為下山的過程。隨著卵巢功能退化，終有一天女性不再具有生育能力，**這段從生育到不能生育的過渡時期**，西方醫學稱之為「**更年期**」。

更年期是女性在40歲左右時會開始經歷的生理變化，由於卵巢功能減退、女性荷爾蒙分泌減少而導致月經週期逐漸變得不穩定。荷

爾蒙的減少並不是直線下行，而是具有波動性、漸進式地減少，而當荷爾蒙波動時，便會造成種種不適症狀，包括**熱潮紅、失眠、焦慮、憂鬱**等，最終月經完全終止而進入停經期。關於西醫的更年期立論及研究大約是近200年左右的事情。「更年期」這個名詞是源自於西方醫學，那傳統中醫是怎麼看待這段時期呢？

《黃帝內經》是中國古代經典醫書之一，許多中醫的理論基礎都是從《黃帝內經》而來。根據現有文獻和研究，《黃帝內經》並非一人、一時、一地著作，其成書年代可追溯到戰國時期至漢朝初期之間，約距今2000至2500年前。這部醫學經典的內容多次增補、整理和編輯，最終形成了現在所見的**《素問》**和**《靈樞》**兩部分，**《素問》**的內容是**中醫內科學**的基礎，而**《靈樞》**則是**中醫經絡及針灸學**的理論源頭。

《素問‧上古天真論》主要是討論人的生命起源、自然生長發育的規律，以及人與自然的關係。《素問‧上古天真論》強調人**應該尊重自然、順應自然、效法自然才能夠保持身心健康**。人與自然是一種相互依存的關係，人可以從自然中獲得養分和能量，同時也要維護自然的平衡與和諧。

在人與自然相互依存的結構關係下，《素問‧上古天真論》觀察並且描述人體在不同年齡區間的變化，其中對於女性從孩童期到停經期的生理變化有非常詳細的記載：

「女子七歲，腎氣盛，齒更髮長；二七而天癸至、任脈通，太衝脈盛，月事以時下，故有子；三七，腎氣平均，故真牙生而長極；四七，筋骨堅、髮長極、身體盛壯；五七，陽明脈衰、面始焦、髮始墮；六七，三陽脈衰於上、面皆焦、髮始白；七七，任脈虛、太衝脈衰少、天癸竭，地道不通，故形壞而無子也。」

在〈上古天真論〉中，女性有一個**生命數字密碼是7**，每隔7年，身體就會有階段性的變化。女孩7歲時，身體開始發育，掌管生殖與發育的腎氣旺盛，牙齒開始由乳齒慢慢更換成恆齒，頭髮生長速度也很快。到了14歲，天癸來臨，月經開始來潮，這是因為腎經和任脈打通，而調節女性生殖功能包括月經與懷孕的一條經脈——太衝脈也逐漸旺盛的原因。中醫書籍中並沒有「**荷爾蒙**」這樣的名詞，但是古人確實觀察到，當女性生長到14歲左右，啟動性荷爾蒙後身體出現的一些變化，稱之為「**天癸至**」，可以理解為天癸就是古時女性荷爾蒙的代名詞。「天癸」是指女性在青春期時，卵巢開始作用，因而有週期性的排卵及造成月經來潮，象徵女孩變成女人，開始具有生育能力，也就是西方醫學**青春期的開始**。這個時期雖然已經初步具有生育能力，但是身體機能並未完全發育成熟。

又過了7年，當女性21歲時，在腎氣的主導下身體發育已經完全成熟，長出恆齒以及智齒，健康狀態極佳。到了28歲，女性筋骨變得更加強壯堅固，頭髮也茂盛烏黑柔長，是身體最壯盛的時候。這

樣良好的狀態大約維持到35歲之後，會慢慢出現老化現象，掌管頭臉部的陽明脈開始衰退，臉色變得暗沉，原本光澤茂盛的烏黑秀髮也漸漸脫落。到了42歲，掌管全身的三條陽面經脈 —— 太陽、陽明、少陽脈也開始衰退，臉色更加暗沉，頭髮不僅稀疏還開始變白。

女性49歲時，腎經和任脈變得虛弱，調節生殖功能的太衝脈也不再旺盛，月經逐漸停止，這是因為天癸被消耗殆盡了，身體變得虛弱衰敗，無法再生育下一代。女性的各個階段都以**腎氣的盛衰**為主導，更年期的發生是與**衝任脈虛，天癸竭，腎氣虛衰**有關。閱讀距今2000年前的文章，我對古人精準的觀察感到訝異，《素問》對於男女性的數字密碼是不同的，女性的數字密碼是7，男性的數字密碼則是8，遵循著這組數字密碼，男性不管是生長發育或老化速度都比女生慢一些，女性的身體巔峰在**4×7=28**歲，男性則是**4×8=32**，而以現代醫學的研究，人體在30歲開始老化，這個時期雖然外觀沒有明顯的老態，但體力與記憶力開始衰退，也就是時下流行語「**初老**」。

《素問》對於「形壞而無子」，也就是無法孕育下一代的年齡，有著「**男不過盡88，女不過盡77**」的說法，意思是指男性天癸竭盡無法生育下一代的年齡為8×8=64歲，而女性則是落在7×7=49歲。根據衛生福利部的統計資料，台灣女性的平均停經年齡為50歲，全球女性的平均停經年齡為51歲。當然，統計之外還是存在個體差異，遺傳、飲食、壓力、生活方式、環境因素、健康狀況等都可能會影響女性的停經年齡。

現代西醫學定義女性34歲以上生產就算是高齡產婦了，無論是胎兒或母體生產的風險都大大提高，但在晚婚晚育的風氣之下，很多婦女想生育時發現已經過了最佳生育年齡，求子的過程也並不順利，因此會選擇試管嬰兒療程。我目前所遇過的試管媽媽，在不借卵的狀況下最高齡的紀錄是49歲，也恰恰好是《素問》中描述「**地道不通**」的年齡。

2023年開始擴大實施不孕症夫妻試管嬰兒補助方案中，也僅僅對妻子的年齡有所限制，妻子年齡未滿40歲者，生育單一胎次嬰兒過程中，最多補助6次。妻子年齡為40歲以上且44歲以下（含44歲）者，生育單一胎次嬰兒過程中，最多補助3次，但丈夫年齡並無限制。這個補助政策也呼應《素問》中所觀察的，男性可生育年齡其實比女性延長很多。

我常常在門診遇到許多對於「更年期」非常焦慮的女性朋友，通常是因為月經紊亂，到西醫抽血後被醫師判定為「卵巢早衰」，因此急匆匆地來中醫看診，想要挽救卵巢功能。我跟她說，其實不用這麼擔心，「卵巢早衰」並不會「突然間」發生，過程中身體都是有跡可尋的，只要多關注自己，好好記錄自己身體的變化，比如說週期、月經顏色、血塊多少，經血量多少、疼痛的情形等等的，每個月關注這些項目，因為這些**代表著體內荷爾蒙的變化，也就是腎氣和天癸的盛衰。**

多數的「卵巢早衰」是一個漸進式的變化，例如：經血量開始慢慢減少、月經週期延長或縮短……而許多女性朋友往往以工作忙碌為由，選擇忽視身體所發出的警訊，或者認為自己還年輕，這種疾病不可能會發生在自己身上。這些女性朋友大多數還未生育，一旦被診斷為**「早發性卵巢衰竭」**，心理上完全無法接受，更加焦慮。但其實**初期的卵巢早衰是可以透過調整飲食、運動、生活步調，加上中醫按摩和食療逆轉的**。不過要注意的是，一旦忽視這些警訊，等到卵巢功能衰退到接近更年期的狀態，那麼再怎麼補充中藥或者各式營養素也只能延緩卵巢的老化，無法使卵巢回春。

　　我會建議女性朋友們常規地記錄自己的月經變化，至少每個月生理期來潮的日子都要確實記錄，其次在30歲之後無論已婚或未婚，都要擬定生育計畫。生育計畫首要考慮的是「生小孩」這件事是不是妳人生必須完成的清單之一，如果妳的回答是「順其自然、並不強求」，那麼在緣分尚未出現之前，盡可能地保持身體健康，等待有天機緣到來就可以了。如果妳這一生最大的夢想就是成為一位母親，並且認為有小孩人生才是完整的，那麼在**保養卵巢**這件事上一定要更積極，一旦發現卵巢功能衰退，該做的抽血檢查、超音波追蹤不要省略。甚至暫時沒有交往對象的女性朋友也可以考慮凍卵，這也是一個預防勝於治療的選項喔！千萬不要認為許多明星藝人們年過40都可以順利產子，就理所當然地套用在自己身上，或是認為現代的生殖醫學很進步，生小孩就像去超市買菜一樣簡單。

我常常苦口婆心地提醒我的患者，女性在42歲之後受孕的機率會呈現雪崩式下滑，直直落。在門診上也經常遇到40多歲的女性，想做試管卻取不到有用的卵，最終只能放棄成為媽媽。「花開堪折直須折，莫待無花空折枝」提醒女性們季節輪替、花開花謝，不要辜負美好時光，生育這件事情上，在最壯盛而美好的年代，也不要辜負年輕而健康的卵子啊！

PART 02

更年期也有分不同階段，各階段更年期會有什麼狀況呢？

女性步入中年後，卵巢功能會逐漸下降，由於女性荷爾蒙主要是由卵巢所分泌的，當荷爾蒙產生不穩定的波動和漸進式地減少，也會引起生理和心理變化，這個過程稱之為更年期。通常發生的年齡在45至55歲，月經週期會逐漸拉長，月經來潮的次數逐漸減少，到最終月經完全停止。

從有月經到月經完全停止，更年期的過程可以區分為三個階段：

更年期前期（Perimenopause）： 女性大約從40歲開始進入更年期前期，會出現月經週期不規則，或是因月經失調而週期不規律的狀況，有時提前、有時延後。就我臨床上的觀察，月經週期大多是先規律地縮短，之後再延長。例如 A 小姐自青春期以來月經週期就是28天，到40歲前後，也就是更年期前期，可能會規律地縮短至25天

或23天，這種狀況會持續幾年後才開始延長，變成幾個月來一次，最終如果一年間月經都沒有來潮，就進入了停經期。

在荷爾蒙減少的狀況之下，更年期前期的經血量應該是變少，但也會有例外的情況，這個例外通常是出現在有子宮肌瘤或子宮肌腺症的婦女身上，這個時期因為荷爾蒙不穩定的關係，有可能出現突然的血崩，或者是滴滴答答停不了的月經，我甚至遇過月經連續來3個月不停的案例。這種荷爾蒙不穩的波動，可能會持續數年。這個時期也是更年期症狀最明顯的時間點，不適的身體症狀都會在這時期發生。

更年期（Menopause）：所謂的更年期被定義為最後一次月經的時間點。平均年齡落在50歲左右。不過這個數字個體年齡差異很大，落在45歲至55歲之間發生都算是正常的範圍。這個時期卵巢已經停止工作，不再釋放卵子，女性荷爾蒙濃度下降、經期停止。至於先前提到的「**早發性卵巢衰竭**」是指女性在40歲之前就進入更年期。

「早發性卵巢衰竭」的發生率約為1～4%，統計學研究大多數發生原因不明，目前已知原因有**基因缺陷**或**性染色體**異常，或是特定的**代謝性疾病**導致身體某些酵素缺乏。卵巢如果曾經遭受病毒感染造成病毒性卵巢炎，也可能傷及卵巢功能。其他如嚴重的自體免疫性疾病，例如全身性紅斑性狼瘡也能傷及卵巢。也可能醫療原因所造成的：如卵巢切除手術、卵巢化學治療、卵巢放射線治療等。

我曾經遇過一位病患因為雙側巧克力囊腫做完手術之後 AMH 趨近為零而**卵巢衰竭**。AMH 是 Anti - Müllerian Hormone（抗莫勒管素）的簡稱，這是男性和女性的生殖細胞都會分泌的一種荷爾蒙。在女性，AMH 是由卵巢中的卵泡產生，可以作為評估卵巢儲存量和卵巢功能的指標。測量 AMH 可以用於預測女性的生育能力，因此在診斷早發性卵巢衰竭時，AMH 測量是一種常用的檢查方法之一。

更年期後期（Postmenopause）： 最後一次月經出現的時間稱之為更年期，當月經持續一年都沒有再來潮，這個時期正式邁入停經期，也稱之為更年後期，這個時期可以持續到老年。在這個時期，荷爾蒙水平繼續下降，並且更年期症狀可能會減輕或消失，但也可能會持續存在。我曾經遇過在更年期並沒有出現更年期症狀，反而在停經後10年才出現熱潮紅、失眠等等，如同前所說的，荷爾蒙的低下與波動，才是造成更年期種種不適的原因，和發生年齡並非絕對相關。

停經超過一年，月經有沒有可能再來潮呢？答案是有可能的，我曾經遇過已經進入更年期後期的女性突然月經又來潮，病患很擔心因此來求診，我請病人先去婦產科做超音波檢查，檢查結果也完全正常。經過仔細詢問，發現她最近有補充一款含有植物性雌激素的保健食品，應該是當中的成分重啟她的荷爾蒙機制，導致月經又少量的來潮。這個狀況僅可能會出現在停經的前幾年，而且是偶發一次或兩次，畢竟卵巢功能是持續下降，即使外來的營養補充品可以

短期回春，但仍敵不過無情的歲月。停經後再有出血狀況，常見的原因反而是子宮內膜癌，子宮內膜癌為子宮體癌中最常見的癌症，每年新診斷出子宮體癌個案中有九成以上是子宮內膜癌。所以停經後有異常出血一定要記得回診婦產科做超音波檢查看看有沒有內膜異常增厚的情形，如果醫師評估有異常就需要再進一步的做子宮鏡或內膜切片來診斷。

更年期後期由於荷爾蒙水平降低波動也趨緩，相較於更年期前期的種種惱人症狀，這個時期整體而言無論是身體或是心理狀態都會有一種苦盡甘來、海闊天空的感覺。但是進入停經期的女性因為缺乏女性荷爾蒙的保護，更容易面臨骨質疏鬆症以及心血管疾病等疾病。

PART 03

更年期時體內的
陰陽失調、五行變化

陰陽

　　提到中醫對人體的理解與概念，就必須理解陰陽與五行的概念。雖然陰陽、五行對於一般不熟知中醫理論的人而言，是一種比起實事求是的西方醫學更為玄幻且抽象的說法，但這兩種學說其實都是屬於分類法，陰陽是把萬事萬物一分為二，而五行則是一種五分法。

　　「陰陽」是一種二分法的概念，用於描述宇宙萬物之間的相互關係和變化。簡單來說，陰與陽是相對的，陰與陽具有兩種截然相反的屬性，舉例而言，天為陽、地為陰，火為陽、水為陰，男為陽、女為陰，白天為陽、夜晚為陰。陰與陽之間無法獨立存在，所以有陰必有陽，陰陽的關係是互相對立、互相制約、互相轉化，是宇宙萬物運動和變化的基本條件。

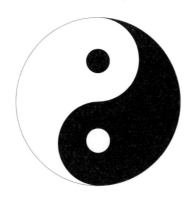

　如何理解陰與陽之間的關係？可以用一個簡單的太極圖解釋，太極圖中白色為陽、黑色為陰，這個圓圈在陰陽平衡的狀態之下，陰與陽的比例應該各占一半，這個圖形就應該是像對半切的西瓜，一半是黑的另外一半是白的，但為什麼圖形陰陽的表現會是像頭大尾巴小的蝌蚪狀呢？因為古人無法用靜態的平面圖案去描述動態的畫面，因此將「動」的概念轉化為一個有頭尾方向的形態，各位可以想像這張圖中的黑色的陰與白色的陽都是以順時鐘的方向不停的旋轉，代表陰與陽的關係並不是靜態，而是處於一個動態平衡的狀態。而黑色的陰中有一個白點，白色的陽中有黑點，這是體現了「因中有陽、陽中有陰」「**陰陽互根**」的概念。

　既然陰陽互為根本，而陰陽的關係是互相對立、互相制約，有沒有可能陰與陽之間的關係失衡，造成陰陽不平衡呢？陰陽處在動態平衡，一旦出現打亂平衡的條件，就會造成失序。以自然環境為例，風調雨順就是整個自然環境處在平衡的狀態，但全球氣候的變

遷成為打亂平衡的因子，造成局部地區的極端氣候，當氣溫過高加上久旱不雨就容易引發森林大火，如果以太極圖呈現，就會是白色的陽分布比例大於黑色的陰，整個陰陽動態便失衡。

人體健康狀態也與陰陽有關。在**健康狀態下，人體陰陽平衡，而在疾病狀態下，人體的陰陽失調便會產生各種症狀**。只要出現打亂平衡的原因，例如飲食、壓力、作息等影響，或是突如其來的疾病，都有可能讓原本健康的身體出現陰陽失衡的狀況。

陰陽失衡在各年齡都有可能發生，尤其是更年期，除了之前提到的原因之外，還加上**荷爾蒙分泌減少以及波動**的影響，無論男女都更容易出現**陰虛陽亢**的狀態。陰為水，陽為火，當陰不足時，身體便容易出現乾燥的現象，更年期的女性經常會有**黏膜乾燥**的問題，除了皮膚乾燥，全身的黏膜也容易缺乏滋潤，眼睛乾澀、口燥咽乾進而造成日常困擾，連陰道都會感覺乾澀疼痛。

當陰不足，相對的陽便顯得過於亢奮，陽為火，火性上炎，所以會出現突然性的一陣發熱接著流汗，兩頰顴骨也可能泛紅，這種熱只出現在上半身，可能持續幾秒鐘便消失，這就是更年期著名的症狀之一「**熱潮紅**」。當然，更年期出現的病徵並不只有陰陽失衡，五臟關係的失衡也同時也影響著身體機能的表現。

五行與五臟

五行是中國傳統哲學中的概念，是對宇宙萬物的分類和描述。五行理論認為，宇宙中的所有事物都可以歸納為五種基本元素，而這些元素之間相互作用，相互制約，從而構成了一個相對平衡的系統。

五行分別為**木、火、土、金、水**，每個元素代表著一種特定的功能與能量，並與不同的季節、顏色、臟腑、情緒等相關聯。五行對應的季節為**春、夏、長夏、秋、冬**，對應的顏色為**青、赤、黃、白、黑**，五臟對照則為**肝、心、脾、肺、腎**，對照的情緒為**怒、喜、思、悲、恐**。

五行理論經過長期的發展之後，與自然能量相關的領域都有一定的影響，尤其是風水學、易經、占卜等方面都有廣泛的應用，被視為了解自然和人類運作間關聯的重要基礎。五行中的每個元素並非獨立存在，五種元素形成一個網絡相互關聯及制約，也就是具有「相生」和「相剋」作用。

五行相生

相生表示每個元素之間存在著循環無端、生生不息的關係，五行相生為**木生火、火生土、土生金、金生水、水生木**。如果以自然界中具象的概念去解釋，就是木能夠燃燒生成火，火燃燒的灰燼能夠

化生成土，土中又能夠生產出金，金能夠熔化成水、水又能夠滋養木，這種閉鎖式的循環代表相鄰的元素兼具有互相滋養、發展和促進的關係。

五行相剋

相剋指的是一種元素可以制約或破壞另一種元素的生長和發展，五行相剋為**金剋木、木剋土、土剋水、水剋火、火剋金**。具體的解釋就是金能夠傷木，木可以破壞土，土可以阻礙水的流動，水可以滅火，火又能熔化金，這種相剋的關係可以視為五種元素之間互相制約、抗衡的關係。

傳統中醫學也受五行理論的影響，五行生剋運用在人體上也具有重要意義，五臟分屬五行，五行的相生相剋可以用來解釋疾病的發生原因，並且用這個理論去推演出治療疾病的解方，比如「**肝血能滋養心的功能，稱為肝木生心火，心的陽氣能夠溫煦脾來進行消化功能，稱為心火生脾土，脾氣運化所吸收的精華，將這些精華傳送到肺，稱為為脾土生肺金，肺氣能夠調節水液，將水分往下送達到腎，稱為肺金生腎水，腎所涵養的精氣又能夠傳輸到肝以滋養肝血，稱為腎水生肝木**」。這種相生相長的作用，可以保持人體的平衡，當五行失衡時，這個概念也可以協助治療疾病。

五行相剋則可以用來制約病情的發展和惡化，**比如肝氣順暢可以疏泄脾的壅滯稱為「木剋土」；脾主運化水液，可以防止腎水氾濫稱**

為「土剋水」，腎水充盈可以制約心火過旺稱為「水剋火」；心陽溫煦可以制約肺氣過度下降稱為「火剋金」；肺氣肅降可以抑制肝氣生發太過稱為「金剋木」。這種克制的作用不僅可以限制病情的發展，用這個思路治療疾病可以改善病況加速病情的消退。五行相生相剋關係在中醫診斷和治療中有著重要的應用，透過對五行的生剋關係可以判斷患者致病的原因，進而制定適合的治療方案。

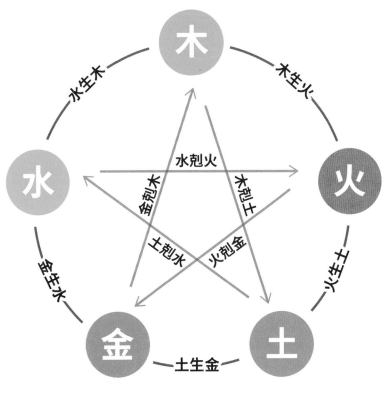

▲ 五行對應五臟

五行與五臟的對應關係，在疾病的生成還有更複雜的脈絡系統，比如**母病及子**，意思是**母臟**的疾病會傳及**子臟**。五行相生當中木生火因此木為母臟，心為子臟。母病及子也就是意指肝病會傳及心、心病會傳脾等狀況，依此類推。相對地，子病及母意指疾病的傳變也會由子臟影響到母臟，在肝為母臟、心為子臟的關係中，子臟的心病也會傳及母臟肝、肝病也會傳及他的母臟腎。

五臟相生的關係之中會有疾病的傳變，當然在相剋的關係也一樣會有疾病的傳變，稱為**相乘、相侮**。「相乘」是五行中的任何一方對其所勝的一方出現「過度相剋」現象，破壞了五行之間協調平衡，以

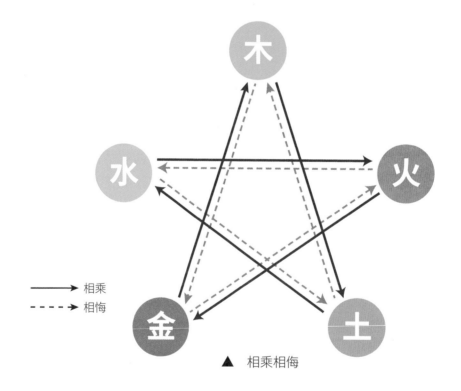

▲ 相乘相侮

木剋土為例，如果土太過虛弱，雖然木並沒有過分強大，但是還是會導致土生病，稱為「木乘土」。「相侮」是指五行之間相剋的順序遭到破壞，出現了逆向剋制的現象，以木剋土為例子說明，如果木太弱了不但無法剋土，反而是土來欺侮木，導致木生病，稱為「土侮木」，**因此相乘是相剋太過而生病，相侮是相剋的反向致病**。在中醫五行與五臟系統的概念之中，一個疾病的發生往往牽涉多個臟腑功能失調，所謂牽一髮而動全身，身體的功能是環環相扣，絕對不是簡單的一對一概念。比如今天體檢發現肝臟長了腫瘤，那絕對不單單只是有肝出了問題，一定是長期累積的五臟各部位失衡導致的結果，沒有哪一個臟可以置身事外。所以五臟相生、相剋、相乘、相侮就是在解釋這個道理。

中醫的五行和五臟有著緊密的關聯，五臟各司其職，有些功能是生理性的，有些是掌管精神面的，和西醫對於人體器官功能的描述並不能完全相對應，以心臟為例，心臟是人體的幫浦，位於胸腔之中，主要功能是將血液循環到全身各個部位，供應氧氣和養分，同時將二氧化碳和代謝產物帶回心臟，在進入肺循環後進行氣體交換，是屬於循環系統的一部分。

而中醫「心」涵蓋的範圍又更廣了，「心主血」指的是心掌管了整個血液的調控，在循環系統裡扮演重要的功能，這一點和西醫的心臟是相關聯的。不同之處是心同時還和精神層面的思考有關，但是這部分在西醫學是屬於大腦所扮演的角色。為什麼會有這樣的誤區

呢？要理解西醫與中醫是由兩套不同系統發展出來的，中醫學原本就有一套關於五臟六腑的系統理論，當西方醫學來叩門之時，翻譯者為了要讓大眾更容易接受與理解西方醫學，因此在中醫五臟六腑系統中找了一個功能最相近的臟腑作為翻譯名詞，將「Heart」翻譯為心臟。但中醫對於五臟功能闡述與不只器官功能，還包含了情緒、精神、記憶等層面，如果以西方醫學概念為主的人可能會對這樣的解釋嗤之以鼻。

我曾經試著挑戰西醫對於情緒與記憶只產生在大腦的想法，你曾經有過這樣的經驗嗎？在你非常難過的時候，會突然感到一陣心痛，中文形容這說不出的心痛為「**撕心裂肺**」、「**心如刀割**」，如果人的情緒、思考都只存在大腦之中，那麼傷心難過的時候怎麼會是心痛而不是大腦痛呢？我們喜歡一個人，會本能地畫一個紅色的愛心給他，而不是畫給他一顆大腦。更奇妙的是，有許多接受器官移植的人，在接受移植後不但性情與喜好改變，部分心臟的受贈者還出現捐贈者的些許特質和記憶。或許除了大腦之外，心臟與心智記憶也有所關連，又或許人體的全貌就如同中醫的五臟六腑與經絡，是一個完整連結與循環的網路，每個小部分都分別儲存著整個人體的重要訊息。

PART **04**

更年期時，我們的五臟
發生了什麼變化？

五臟的功能

　　五臟功能間的關係源自於五行系統，五臟間關係可能為相生、相剋、相乘、相侮，因此**當一個疾病產生時，有可能是多重臟腑失調**造成的，一個症狀的出現也可能是由有好幾個不同原因造成。更年期症狀也是因為五臟失調而顯於外，因此我們要改善更年期的不適，就要先個別去理解五臟所代表的功能。

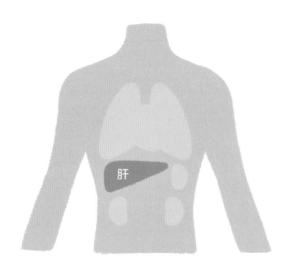

肝
肝藏血

在西醫的理論，肝並不是儲存血液的器官，它有許多複雜的功能，不過從中醫的角度來看，因為肝臟的血流量很大，血容量也相對大，因此認為「**肝藏血**」。

肝不僅僅是人體的重要器官之一，也列於五臟之首，與血液功能密切相關。肝之所以在中醫裡被視為有「**藏血**」的功能，是因為肝在人體血液系統中扮演著重要的角色，其中包括血液的儲存和調節，肝臟就像一個倉庫，可以儲存一定容量的血液，在需要時可以提供一部分的血液，釋放到循環系統供給其他器官，因此能夠調節血液的流動，保持血液的平衡。

肝臟在人體胚胎期以及新生兒時期具有造血功能，成人之後雖然不是主要的造血器官，但對於血球的生成，尤其是凝血因子以及紅血球生成有重要作用。另外，肝臟也與血液的淨化和排毒有關，肝臟是人體內的垃圾處理場，能夠分解體內的毒素和廢物，將人體每日產出的垃圾分解後，轉化為可排泄的物質，再藉由大小便排出，從而保持血液的純淨來維持身體健康。

　　肝臟具有儲存、生成、調節和淨化血液的功能，中醫以「藏血」來形容這些複雜的功能。 如果肝臟出現問題，就會影響到血液的生成、調節和淨化，導致疾病發生。貧血則是指體內紅血球數量或品質不足，導致血液攜氧能力降低的一種疾病。當出現疲勞乏力、氣喘、心悸、頭暈或頭痛、皮膚和嘴唇、眼結膜的蒼白等貧血症狀，更甚者肢體麻木，月經量減少、顏色淡而無月經，中醫會上便以「**肝血虛**」來形容這樣的狀態。因此，肝血充盈對於整個人體的健康，尤其是女性朋友來說非常重要。

肝主疏泄

　　肝主疏泄是一個很特殊的概念，西醫對於肝功能的描述並沒有特別相應的部分，而中醫特別賦予這個臟腑功能。肝主疏泄指的是肝具有保持全身氣體通暢達的作用，代表肝掌控身體調節的功能，這些功能分為幾方面：

1、調節情緒：

你可以把「肝」想像成一個壓力的調節閥，或一個自動開關，它是情緒宣洩的出口。肝的疏泄作用可以幫助人們調節情緒，釋放壓力和緩解憂鬱等。若肝長期遭受負面情緒累積、生活作息不規律、肥胖、飲酒過度、睡眠品質差等因素影響，會導致疏泄功能失調、肝氣不暢，氣鬱積久不散，這就是所謂的「**肝氣鬱結**」。肝氣鬱結時，會造成情緒不穩定、易怒、煩躁、焦慮、低落等情緒變化。肝所對應的情緒為「怒」，因此**易怒**會是肝氣不順的主要情緒表現。

2、調節消化系統：

在西醫生理學中，肝具有分泌膽汁的功能，膽汁平常儲存在膽囊之中，當有需要時才會經由膽囊收縮排至腸道幫助油脂分解與吸收，所以肝與膽都是屬於消化系統的一個環節。在中醫的五臟概念中，肝具有調節脾胃氣機升降、調節膽汁分泌的作用，藉此影響食物的消化與吸收。

五行各有對應的五臟，五臟之間有相生相剋的關係。肝屬木、脾屬土，木旺則剋土，當**肝疏泄失調，肝木過旺**就會出現**肝木剋脾土**的情況，脾土指的是腸胃，進一步影響脾胃運化功能而導致消化系統不調，因此當人體情緒壓力大，經常會伴隨食慾不振、腹脹、噁心想吐等腸胃症狀。

3、調節女性月經週期

女性的月經週期也是經由肝來調節的，要有一個規律良好的月經狀態需要充足的肝血和條達的肝氣。肝氣又和情緒壓力有關，嚴重的「肝氣鬱結」除了會影響情緒還會影響女性的生殖系統，導致經期不規律、痛經、經血量少等症狀。許多卵巢早衰的女性在出現早衰症狀之前，都先有長期的情緒壓力，「**肝氣鬱結**」的情況已久。中醫認為七情致病，七情指的是**喜、怒、憂、思、悲、恐、驚**，只要是情緒偏差都會導致疾病發生，適當的調節與疏通情緒才不會積久成疾。

4、調節氣血：

之前提過肝具有藏血功能，肝血充足，氣血才能正常的在體內運行。肝的另一個功能是疏泄，它可以調節氣的上升和下降，讓氣推動血液在身體內部順暢地流通。如果肝氣不暢，容易導致氣血瘀滯，影響身體健康。肝疏泄氣血可以維持人體內部的平衡狀態。

肝開竅於目

眼睛與肝有密切關係，這個概念也是中醫所獨有的。《靈樞・脈度篇》：「肝氣通於目，肝和則目能辨五色矣。」說明**肝的精氣通達於目竅**，肝氣通順則對於事物有敏銳的辨識力，因此視力的強弱和肝是

有直接關係的。中醫認為眼睛是肝開竅的位置，肝經氣血的流動會經過眼睛，有不少眼病多被認為和肝有關，而從治肝入手。

《素問·五臟生成篇》認為「肝受血而能視」，亦即視力好壞和肝血的滋養功能有關，當肝血不足，眼睛失去滋養，就會出現兩眼乾澀、眼睛疲勞、視力減退甚至夜盲症。女性在更年期之後，很容易因為肝血不足而有乾眼症。當然熬夜、過度使用3C產品也會讓乾眼症更加嚴重。當肝陰血不足，日積月累之後就會造成體內陰陽失衡而產生火氣，火的習性是向上延燒的，稱為「**肝火上炎**」。常見的症狀有**眼睛發紅、眼睛脹痛**，因為眼睛過於乾燥而造成**代償性的多淚**，因此有些乾眼症的病患反而經常處在淚眼汪汪的狀態。

總的來說，肝臟與眼睛的健康有著密切的關係，護肝就是護眼，調節好情緒和生活作息，不要過度勞傷身體，才能維持眼睛健康。

肝對應情緒為怒

肝臟的疏泄功能可以將情感中的負面情緒通過氣血的運行排泄出去。當人受到挫折、不滿或憤怒時，出現肝鬱抑鬱的情況，氣血無法暢通，容易導致情緒不穩、鬱鬱寡歡、多疑善慮，當肝氣亢奮時會產生憤怒等負面情緒。肝氣的不調達會由心理引發出生理的不適例如頭痛、疲勞等等。

更年期時肝臟發生了什麼事？

　　更年期最顯著可以觀察到的變化就是月經開始出現異常，包括月經週期不規律、忽前忽後，經血量變少，這些都歸於肝管轄的範疇，主要是肝血虛和肝氣鬱結所造成的。但有時情緒壓力也會直接造成月經週期不規律，因此是否進入更年期還需要其他的症狀一併評估。更年期女性因為身體五臟氣血陰陽的失調，會出現林林總總的惱人症狀，最常見的就是情緒的變化。經常有病人跟我抱怨她們會為了一點小事而生氣、不由自主地暴怒，連小孩都會抱怨：「媽媽好像換了一個人。」造成情緒波動的原因是肝氣鬱結，也就是肝氣「阻塞了」，這個時候只要適當地打通阻塞處，讓鬱積的肝氣可以疏泄，就能夠穩定情緒，改善易怒、焦慮、恐慌等症狀。

　　當更年期來臨，體內陰血的虧虛，更容易出現乾燥現象，不僅僅是皮膚的乾燥，還有全身的黏膜組織，包含眼睛、口腔、鼻腔、陰道都會感到比過去更乾燥不適，甚至會有刺痛感，西醫可能診斷為「缺脂性皮膚炎」、「乾眼症」、「乾燥症」、「老年性陰道炎」，外用保濕輔助製劑雖然可以緩解症狀，但根本調理應該由滋陰養血的方法著手，也就是藉著中藥材的藥性補充人體的精華液，以舒緩皮膚與全身黏膜的乾燥症狀。

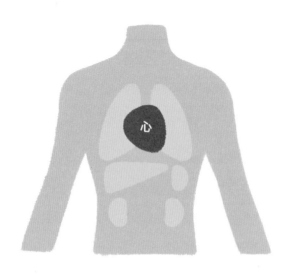

心

心主血

　　中醫的「心」有一部分功能指的是西醫的循環系統，稱為「**心系**」。心系是指人體整個心血管系統，包括**心臟、動靜脈、微血管、血液、淋巴**等組織和器官。「**心之系與五臟之系相連，輸其氣血。**」心作為血脈的主宰，不僅掌管著血液的運行和供給，還能調節體溫、運輸養分、代謝廢物等。因此，心氣旺盛的人能夠保持血脈暢通、氣血充足，脈搏充盈有利，臉色紅潤；而心氣不足、心力衰竭時則脈搏沉細微弱、臉色蒼白。當血脈運行不暢，產生瘀血阻塞時，臉色就會青紫，出現不流暢很像刀片刮竹板的澀脈，在疾病的表現上為心悸、心律不整、心臟衰竭、休克等。

心主汗

「汗」在西醫的理論中是用來代謝廢物和調節體溫的，受到自律神經所控制，自律神經系統是人體無法主動控制的系統，當你處於緊張壓力的狀態，即便你不想讓別人知道你正處於焦慮當中，但掌心冒出的手汗和額頭滴落的涔涔汗水，仍會洩漏出你想隱藏的狀態。「**汗為心之液**」，在中醫理論中，心的氣血能夠影響汗液的分泌和排出。正常情況下，汗液是透過心的調節再通過汗孔排泄出去的，適當的排汗會讓人感覺神清氣爽、精神百倍，但過度的排汗反而會損傷心氣。你是否曾有這樣的經驗，在大量流汗後會覺得身體特別疲憊，這就是因為新陳代謝快，心臟負荷增加，心氣虛弱而感覺疲倦。如果心的功能出現問題，如氣虛血少、陰陽失調等，就會影響到汗液的分泌和排出，導致出汗過多或過少。

汗為心之液，意味着心在汗液的生成和排泄中扮演着重要的角色。如果心的功能出現問題，就可能影響到汗液的正常分泌和排出，也影響身體的健康狀態。尤其在更年期時，因為身體**陰虛陽亢**的關係，反而更容易出汗，白天會出現熱潮紅，突然的發熱流汗，晚上睡覺到一半也會突然的冒汗，稱為**盜汗**。因此，在治療出汗異常的時候會從心的角度出發，針對心的病理狀態進行相應的調節和治療。

心主神明

心是人體五臟六腑之中最重要的器官之一，被視為是**人體的「帝王」**。心是人體神明的主宰，**神明**指的是**意識**，包含**知覺、情感、思維、記憶、判斷力**等能力，對西醫而言這是屬於大腦的功能，大腦控制著所有感官訊息的接收、分析、處理、儲存和回應。

心的功能正常發揮時，人能夠保持**意識清醒、頭腦靈活、記憶力強盛**，當心的功能出現問題，則會對神明造成影響，導致**情感不穩、思維混亂、記憶力下降**等問題。若以西醫的循環系統以及大腦的功能來解釋，當血液循環出現問題、大腦供血不足，這時大腦是處於缺氧的狀態，輕微的**腦缺氧**會出現精神委靡、反應遲鈍、健忘等症狀。嚴重的腦缺氧則會導致**昏迷、不醒人事**。因此，中醫認為心的健康對於維持人體**精神意識**正常運作至關重要。

睡眠是人體日夜節律的一部分，是維護人體正常生理機能所必需。睡眠可以幫助人體**補充精氣神**，調節內分泌系統，增強人體免疫力，緩解疲勞等。有睡眠障礙的人初期會有疲勞和精神不振、情緒失調、注意力、記憶力下降的狀況，長期的失眠則會造成免疫力下降、體重上升甚至出現心血管問題。

心的功能和人體的意識清醒有關，當然也會和**睡眠**相關，當人體進入睡眠狀態時，心跳減緩、呼吸頻率下降，大腦關機進入休眠模式，這些功能的調節都和**心主血脈、心主神明**的功能相關。當心血功能失

調，就會造成睡眠障礙，而睡眠障礙日久也會造成心血管問題，兩者最終呈現一個惡性循環。更年期前期常見的健康問題也是睡眠障礙，到了更年期後期則容易出現心血管問題，就是因為這兩相循環是相呼應的。

心對應情緒為喜

當人處在開心、興奮或喜悅的正向情緒下，整個人會感到放鬆及舒暢。但是當情緒過度刺激或不穩定時，主掌神明的心便會出現問題，除了胸痛、心悸等生理不適，還會有失眠或甚至記憶突然斷片的情況發生。

胸腔附近最主要的器官是心臟、肺臟、胃，這三個器官發生問題都有可能造成胸痛。肺沒有痛覺神經，但是胸腔內膜還是有神經分布，當肺部出現問題，除了胸痛之外還會伴隨咳嗽、氣喘等現象，所以肺部問題造成的胸痛是最容易區別的。但胸痛最常見的原因，一個是心臟問題，另一個則是腸胃問題，如果胸痛經常發生在情緒波動較大的時候，就能高度懷疑是心臟造成的問題，若胸痛出現在餐前飯後，那麼就高度懷疑是胃的問題。所以症狀與原因並非一對一的相互呼應，多個不同的病因都可能出現同樣的症狀，這時候就需要仔細觀察鑑別，抽絲剝繭找出真正的原因。

更年期時心臟發生了什麼事？

　　對更年期的女性而言，另外一個大困擾就是流汗了，每個人都有流汗的經驗，但更年期的流汗特別不同。更年期的熱潮紅會突然一陣的發熱，可能持續數秒或數分鐘，然後接著開始流汗，部分人會出現臉發紅或是顴骨發紅的狀況，熱的感覺可能是一陣一陣，如浪潮般湧起又衰退，所以稱為「潮熱」，但流汗就比較困擾，有可能是持續地流汗。我曾經遇過最嚴重更年期流汗的病患說：「我現在流汗嚴重到出門都要帶好幾件衣服更換。」她一邊說話還一邊拿著小毛巾在擦汗，這種流汗與陰虛陽亢以及心主汗的功能有關。所以在治療熱潮紅流汗，要調節身體陰陽的平衡，也要考慮是否有心氣不足的情況。

　　更年期心也容易出現心悸的症狀，到西醫檢查可能完全找不出原因，最後被歸因為自律神經失調，在中醫可歸咎於心主血的功能失調，導致心氣不足。很多更年期的女性也會和我反映，她們覺得自從進入更年期之後，大腦好像退化得特別快，常常記不住事情。更年期女性記憶力衰退最主要的原因是睡眠障礙，因為心主神明，掌控人體的清醒與睡眠，也掌控人體的記憶力。睡眠品質提升、睡眠時間充足，記憶力自然會改善，所以高品質的睡眠對更年期的女性十分重要。

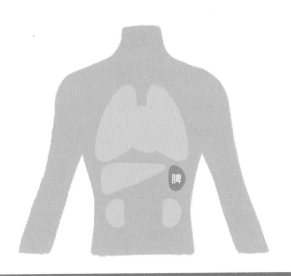

脾

在中醫的五臟六腑學說中，脾與六腑中的胃緊密相關。脾主要功能是**運化水穀精微**，也就是消化我們吃進去的水分、穀物，把它們轉變為可以被人體利用吸收的精華物質，提供人體所需的營養物質和能量，同時也參與了免疫調節和血液代謝等多種生理功能。對於西醫而言，脾是屬於免疫系統，對中醫而言，脾更偏向消化系統，我們口語中的「脾胃」也經常指的是消化功能，屬於中醫臟腑功能的概念。

脾統血

「**統**」指的是**掌管**、**控制**的意思。**脾統血**是指脾運化水穀精微之後

將營養成分轉化為血液，同時也掌管著血液的調控與輸布。脾調節血液的運行，保持血液適當的黏稠度以及流動性。脾虛或運化功能不佳時，**沒有辦法掌控血流**就稱為「**脾不統血**」，這時無法統攝血液會造成血液外溢，除了有脾虛的常見症狀：**臉色蒼白、疲乏無力**，還會有出血的表現，例如**月經量過多、皮膚粘膜下出血、牙齦出血、流鼻血**等。長期不正常的失血也會損害全身健康。

女性如果長期過勞，會造成身體氣的不足，如果同時也出現營養吸收不良的狀況，或是不當飲食會加重脾氣虛衰的情形，這時候很有可能會出現突然的**月經期血崩**，到婦產科檢查也沒有任何子宮肌瘤或肌腺症的問題，這在中醫觀點就是因為「**脾不統血**」所造成的。而有子宮肌瘤或者子宮肌腺症的女性朋友，更年期時月經週期也會混亂，有可能好幾個月月經不來，一來就量大血崩。所以脾不統血是可能的原因之一，但更常見的原因是子宮問題而導致的**陰虛血熱**，因此還是要請中醫師仔細地辨別。

脾主運化

脾主運化是指脾負責將人體攝取的食物轉化為有益於人體健康的物質，以供身體各部位所需。脾主運化分為兩個部分，一個是運化水穀精微，也就是將我們吃進的食物轉化為營養物質，另一個是指運化水分。

1、運化水穀：

　　脾在運化過程中首先將食物與胃液混合，然後透過運化作用，將食物精華分解為營養物質及廢物，其中營養物質透過脾氣血的轉化作用，轉化為人體所需的能量和養分稱之為「**清氣**」，再由血液輸送到全身各個組織器官，維持身體正常生理活動。脾同時也將食物中的廢棄物，也就是「**濁氣**」排出體外，以保持身體清爽和精神健康，因此脾具有「**升清降濁**」的功能。而如果**脾氣虛弱，運化不暢**，就會導致食慾不振、腹脹、乏力等一系列消化不良的症狀。當濁氣無法排出體外，就容易出現**痰濁口臭、舌苔厚膩**等症狀，甚至會引發其他疾病。

2、運化水濕：

　　脾除了運化水穀精微，也是體內**水分代謝**功能中的一環。參與水分代謝的臟器包含肺、脾、腎三臟，**肺主通條水道、脾主運化、腎主排泄**。脾能夠運化水液，調節水液代謝，維持人體內部水液平衡，保證水分能夠在人體各個組織器官間正常運行。如果脾運化水分功能失常，導致水液停滯形成水濕，就會引起**胸水、腹水、腹瀉、水腫**等症狀，因此有「諸濕腫滿，皆屬於脾」的說法。

脾主肌、開竅於口、其榮在唇

　　脾在人體中還擔任另一個重要的角色，就是肌肉的生長發育和四肢的運動功能。脾掌管營養化生的精華物質，提供能量和養分，維持人體各器官組織正常代謝和生理活動，這當然也包括**肌肉的生長發育、修復、收縮和張力調節**等。不難理解當脾虛時，初期會出現腸胃症狀食慾不振、消化不良、口淡無味、疲勞等，經過一段時間後連肌肉都會受到影響，肌肉消瘦、肢體乏力、四肢沉重。

　　《素問集注·五臟生成篇》解釋「**脾乃倉廩之官，主運化水谷之精，生養肌肉，脾開竅於口，固榮在唇**」，既然脾在傳統醫學指的是消化系統，那不難理解脾的開口就是我們攝取食物的口腔，脾消化功能的好壞表現在我們口周，也就是嘴唇。身體健康、消化機能良好的人，嘴唇紅潤光澤、豐潤有彈性，健康狀態不佳之人嘴唇色黯、淡無光澤、唇周乾癟、唇紋深厚。血液循環不佳，有「血瘀」者，唇色暗紫，甚至出現瘀斑、瘀點，因此觀察嘴唇顏色和狀態也是身體健康的密碼。

脾對應情緒為思

　　憂思是一種負面情緒，屬於思慮過度而且都傾向於往壞的方面想，發生頭痛就懷疑自己長腦瘤，排便狀態改變就懷疑自己得了

大腸癌，有這種人格特質的人通常會被身邊的親友們理解為「想太多」。情緒不良、思慮過度會對人體產生負面影響。長期或過度的憂慮、憂心、憂愁等情緒狀態，會導致體內的氣機鬱滯不暢，進而影響脾的運化功能，正所謂「**憂思傷脾**」，使得水穀精微不能被有效地轉化和吸收，導致脾氣虛弱，表現為食慾不振、消化不良、臉色蒼白或萎黃等症狀。脾又主肌肉，所以憂思過度也會導致肌肉消瘦、四肢無力，每天懶洋洋地無法運動，久而久之，身體的免疫力下降，容易引起各種疾病。

更年期時脾臟發生了什麼事？

更年期之後，很多女性朋友會發現，好像很容易變胖，而且不容易瘦下來。因為隨著年齡增加，我們人體的新陳代謝是逐年下降，以中醫的觀點，我們五臟六腑的功能也是漸漸衰退的，尤其是腸胃系統差，屬於脾虛體質的女性，更容易發生水腫的情形，因為水分滯留在身體之中代謝不掉，才會有「連喝水都會變胖」的錯覺。有些人覺得奇怪，我明明體重一直增加，應該是腸胃消化吸收太好，醫師怎麼會說我脾虛。因為脾虛生濕，所以容易水腫只是一個初期的警訊，日久之後便會「聚濕成痰」，這並不是代表水分會聚積變成脂肪，而是當身體代謝功能出現問題，一開始是水分排除不掉，日久連脂肪都開始囤積，所以會有「肥人多痰濕」的說法。

「脾胃一虛百病生」，脾胃虛除了消化代謝變差，免疫系統也會變弱，更容易生病感冒。又「脾主肌」，當腸胃功能消化吸收變差之後連肌肉都開始萎縮，而肌肉量又和人體的新陳代謝速度相關。根據研究，同年齡、性別、體重的人，肌肉比例越高的人，新陳代謝速度越快。所以女性到了更年期之後要更注重健康而均衡的飲食，不可以再像年輕時候用零食、餅乾、泡麵解決一餐，我也很推薦為了健康以及維持新陳代謝速度，要做一些重量訓練，避免肌少症的發生。

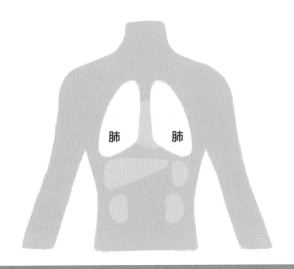

肺

肺主氣

　　肺主氣分為兩個方面，一個和西醫的理解相同，肺執行人體的呼吸功能，將空氣吸入肺部同時把氧氣輸送到身體各個部位，並將體內產生的二氧化碳帶回肺部，藉由呼氣排出體外，因此「**肺主氣，司呼吸**」的意思是指肺控制和調節呼吸過程，確保呼吸順暢有效。

　　肺主氣還有另外一層意義，肺統籌與掌管體內其他氣的功能。中醫認為，氣是構成萬物的基本物質，也是人體生命活動的能量。在人體中，氣分為多種類型，包括**原氣、清氣、濁氣、營氣、衛氣**等。

　　原氣是人體內具有的基本能量，用以維持身體正常的生理功能。根據中醫理論，人體內的原氣分為**自先天之氣和後天之氣**。先天之

氣是指人出生時就具備的基本能量，主要存在於肝、肺、腎中，其中**腎氣是先天之氣**的主要來源。後天之氣是指在人體生長發育和日常生活中透過飲食、呼吸、運動等方式所吸收的能量，後天之氣主要來自於肺、脾兩臟，其中**肺氣是後天之氣**的最主要來源。

在脾主運化的段落裡有提及體內的「**清氣**」與「**濁氣**」是靠脾的「升清降濁」來調節，而肺所調控的便是「**營氣**」與「**衛氣**」。**營氣**是指**人體內部產生的氣**，為身體提供營養和能量，主要在臟腑之間循環，類似西醫血液運輸營養物質的概念；而**衛氣**則是指來自**外部的氣**，負責抵禦外邪入侵，主要在體表循環，衛氣是無形的，類似西醫免疫系統的概念，因此有「**營行脈中、衛行脈外**」的說法。肺是衛氣形成的重要場所之一，衛氣從肺臟發散出來，負責維持人體的免疫功能，防止外邪入侵。中藥材中具有提升免疫系統功能的藥物，絕大多數都是**補氣藥**，尤其是以**補肺氣**為主。當肺氣不足時，除了說話有氣無力、輕微活動就滿頭大汗、還容易感冒。肺同時掌管著呼吸系統和免疫系統，肺氣不足會導致各種疾病。

肺主通條水道

西醫的生理學中，屬於呼吸系統的肺和水分代謝並沒有直接關聯。但中醫認為，**肺在水液的運輸與代謝**有關鍵的作用。人體的津液和汗液是由水液代謝所產生的，水液代謝的過程中需要通暢的水

道來運輸和調節，肺在這個過程中發揮調節的作用。肺氣將水液向上、向外推送，所以水液可以經由皮膚汗孔排出，而肺氣也可以將水液向下朝腎輸送，將過多的水液經由膀胱排出。這便是「肺主通調水道」，具有升發與肅降的功能。肺能調節體內的水分平衡，當調節功能失常，水液排不出體外，便會出現**無汗、尿少、水腫**等表現。

肺對應情緒為悲

從中醫角度來看，肺不僅僅是一個呼吸器官，還和人體的**情志、免疫系統**等息息相關。肺臟對應著人體的情志為**悲**，悲傷過度容易損傷肺氣，當人感到悲傷、失望、傷心甚至哭泣時，肺氣易受損，出現**吸不上氣、咳嗽、甚至哮喘**等症狀，當然長期處於悲傷的情緒也會造成免疫系統低下。肺氣和人體的氣血運行、水液代謝等緊密相關，肺氣的通暢與人體的健康有著密切相關。

更年期時肺臟發生了什麼事？

　　中醫的肺和西醫的肺功能概念很接近，有一個部分都是在解釋呼吸道以及換氣功能，也就是「肺主氣、司呼吸」這個部分。人體的老化是漸進式的過程，關於肺呼吸功能的退化並不和更年期或荷爾蒙變化直接相關，而是各個年齡層只要保養與使用不當都可能提早退化，所謂的使用不當就是抽菸、薰香、空氣汙染都會造成肺部損害，使肺部提早老化。

　　至於肺與「衛氣」，也就是免疫系統的關係，更年期常見的感染問題為老年性陰道炎，但因為老年性陰道炎的最主要原因為肝腎陰虛，所以會將老年性陰道炎歸咎於腎虛。肺也掌管水分代謝與通條水道，但是脾與腎是調節水分更主要的兩個臟腑，所以水腫主要會歸因於脾虛，頻尿與漏尿會歸因於腎虛。

　　肺是與更年期症狀相關性較低的五臟，但肺主氣的功能卻是身體健康的重要支撐，原本五臟之間的功能就是互相連動的，一個症狀的出現也可能是多個臟腑失調所造成的。因此在接下來的第二章，肺並不會獨立列出疾病或症狀，它是屬於一個比較輔佐的角色，散布於其他症狀表現以及治療對策之中。

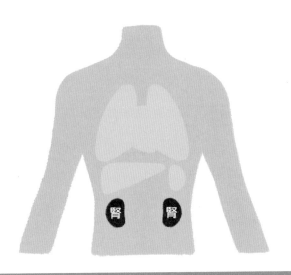

腎

腎主水

　　腎主水是指腎在體內主要負責調節和管理水液代謝，執行**過濾、吸收、循環和排泄的功能**。腎與膀胱互為表裡臟腑，腎主水的功能與膀胱有密切關聯，透過腎陽的分清泌濁作用將人體需要的物質（**清**）重新過濾回收，並且透過膀胱將代謝廢棄物（**濁**）排出體外。因此腎主水的功能基本上就是包含西醫整個泌尿系統，包括腎臟、輸尿管、膀胱、尿道整個系統運作的功能。腎主水還涉及到體內各個臟腑之間的協調運作，例如肺主通調水道、脾主運化水濕、腎主水，肺脾腎三臟間的合作調節水分輸布、運送以及代謝。當腎主水的功能失常，就會出現水液**代謝障礙**，尿少、水腫或尿多、頻尿都可能出現。

腎主藏精

腎被視為**生命之根**，主要掌管人體的**生長、發育、生殖、泌尿**等功能。腎主藏精是指腎具有封藏精氣的功能，中醫認為，精氣是人體生命力和生殖能力的物質基礎，它是由先天之精和後天之氣所組成的，主要儲存於腎中，是人體生命活動所需的重要物質之一，也是人體生長、發育和生殖的基礎。

在中醫理論中，精氣的生成需要先天之精和後天之氣的相互作用。先天之精主要來源於父母的遺傳物質，而後天之氣則是人體內外環境因素所提供的營養物質。腎為先天之本，通過腎氣的調配和化生，不斷生成精氣，維持人體生命的正常運轉。

腎中的精氣產生天癸，進而啟動生殖功能。若腎精不足，將會影響人體的生長發育，在嬰幼兒時期會造成生長遲緩，在青春期則會造成生殖器官發育不良，在成年人則會影響生殖能力、免疫力和神經系統的功能等，可能導致**男女不孕症、性慾減退、女性卵巢早衰、免疫力下降**等疾病發生。

腎主納氣

氣是人體最基本的能量和生命力量，是維持人體正常生理功能運作的重要因素之一。**腎主納氣**可以幫助**調節人體內氣的運行和分**

布，保持人體的生理機能正常運作。納氣是指腎具有攝納肺所吸入的空氣，進而協助呼吸的功用，能將氣運輸到全身各個組織和器官，以維持人體正常的生理和代謝功能。腎氣充足、納氣正常，可以協助肺的呼吸，進行深度呼吸。在呼吸練習中，有所謂的腹式呼吸，腹式呼吸是指利用橫膈肌進行的一種深層呼吸方式，在吸氣時，腹部向上膨脹，而呼氣時，腹部則是向內縮，這種呼吸方式很接近腎主納氣的概念。腹式呼吸是一種簡單易行的技巧，可以幫助減輕焦慮和壓力，促進身體放鬆，並且可以藉由深度呼吸改善呼吸功能。

腎主納氣與肺的功能有很大的關聯，「肺主氣，司呼吸」。腎臟所納之氣，必須透過肺臟的運作才能有效地分配到全身各個組織和器官中。腎納氣功能不足，稱為「腎不納氣」，這會導致氣虛，表現為**呼吸淺薄、疲倦無力、精神不振**等症狀，進而影響人體的正常代謝和生理功能。

腎主骨生髓

腎主骨指的是和骨骼的生長發育有關，所以青春期的男女要轉骨長高會使用補腎的中藥材促進骨骼發育。「髓」指的是填充在骨頭空腔內的精髓物質，包括在頭骨內的大腦、小腦以及在脊椎骨內的脊髓。年輕人腎精旺盛，腦髓充盈則耳聰目明、思緒敏捷、記憶力

強。當年齡漸長，腎精逐漸耗損虧損、腦髓空虛，則會出現頭昏耳鳴、思維遲鈍，記憶力衰退的症狀，所以腎精和記憶力息息相關。

腎對應情緒為恐

腎藏精，精為生命之本，精的充足與否對人體的生理功能和精神狀態都有重要的影響。腎經起於足底湧泉穴，貫穿腳背、兩側腹股溝、下腹部，最後至胸部。因此，腎經經過之處與生殖、泌尿、生長發育等功能有關，而這些功能的不足或疾病都容易引起恐懼、焦慮等情緒問題。腎主骨生髓，和大腦、小腦、脊髓等神經系統相聯繫，因此腎虛或腎經失調也可能導致神經系統方面的問題，如情緒不穩定、恐懼、驚恐、多夢易醒、記憶力減退等。

更年期時腎臟發生了什麼事？

　　整個五臟與更年期的關係中，腎扮演最重要的角色，之前有詳述腎氣與天癸和女性生長發育的關聯。中醫的腎廣泛地包含了泌尿與生殖系統，因此頻尿、漏尿、尿失禁的調理會從補腎氣著手。腎主藏精，除了泌尿系統的問題之外，只要是和性荷爾蒙相關的生長、發育、生殖通通都是腎的掌管範疇，因此更年期所常見的症狀如：卵巢功能衰退、性慾低下、落髮、白髮等經過補腎的調理後，在症狀初起時都有機會逆轉，或者延緩老化速度。又腎主骨生髓，因此預防骨關節退化、骨質疏鬆也會是補腎的一大重點。

Chpater

2

調養好體內五臟，不怕
更年期症狀找上門

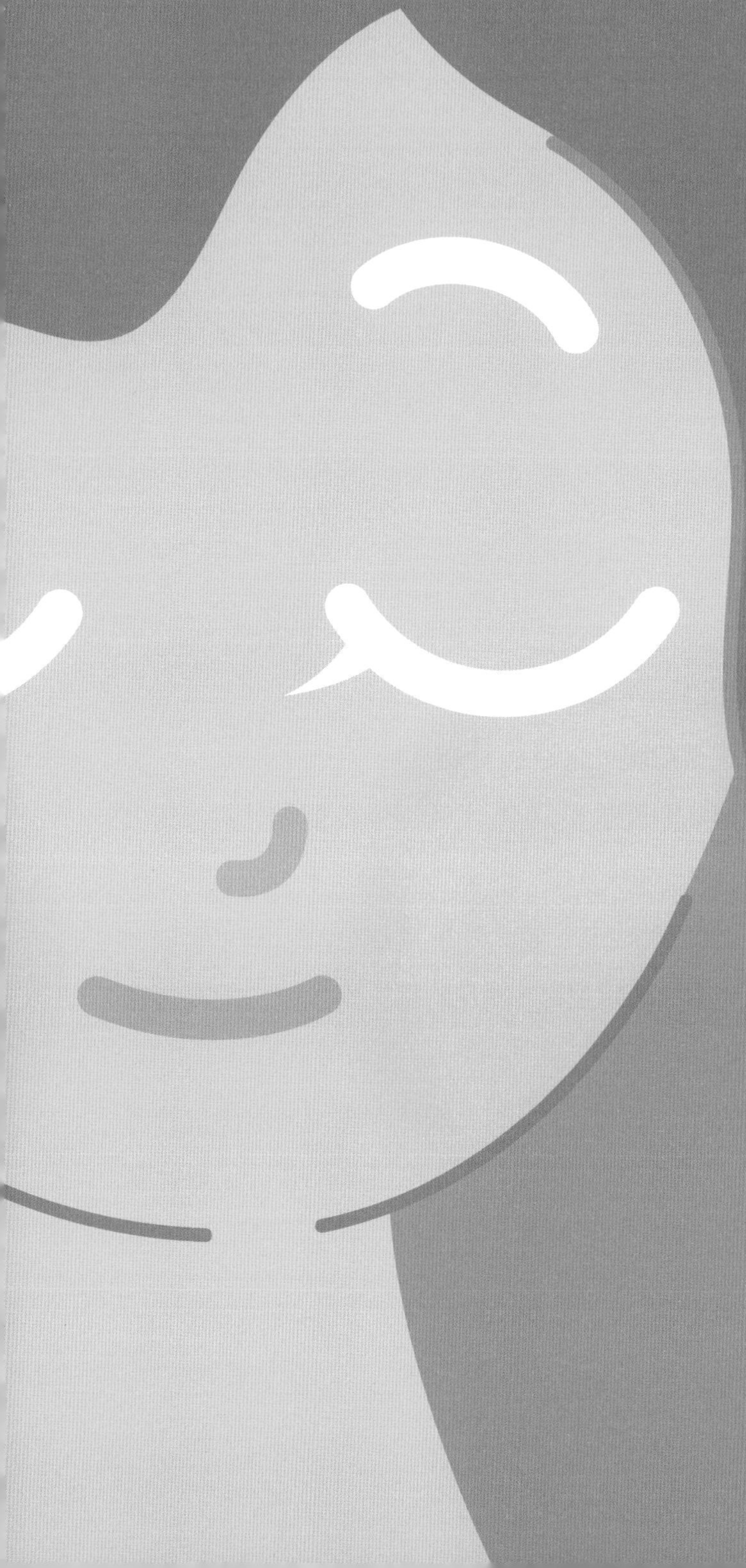

心主神——氣血不調 而導致睡眠障礙

更年期的女性，最常見的困擾就是睡眠障礙，睡眠障礙包括有：

入睡困難：熄燈後超過30分鐘才能入睡。

夜醒症狀：半夜總醒來時間，超過30分鐘。

早醒困擾：比預計起床時間提早30分鐘（以上）清醒，且無法再入睡。

這三個症狀只要出現任何其中一個，就可以認定為失眠。如果一週次數出現超過3天，狀況持續超過3個月的話，則可以定義為**慢性失眠**。

中醫在定義失眠稱之為「**不寐**」，失眠是**體內臟腑氣血陰陽失調**的結果，許多原因都會造成失眠。五臟中，心主血脈與藏神，因此**精神、情志與睡眠**經常和「心」息息相關。

心火上炎型失眠、心煩、口乾、易怒

心火旺是由於身體內的氣血陰陽不調，致使心臟功能失常而**心火過旺**所引起的。常見引起心火旺的原因包括情緒不穩、長期壓力過大、過度飲食辛辣刺激性食物、長期熬夜等。心火旺的表現為**情緒不穩、易怒、心煩、口乾、口瘡**等問題。所謂「**心開竅於舌**」舌瘡經常也是心火旺的表現之一，尤其是舌頭根據五臟分布的位置，舌尖對應的五臟就是心，因此心火旺者舌尖容易發紅，感覺刺刺地或有舌尖口瘡。

心火旺會對睡眠造成負面影響，導致失眠、易醒多雜夢等問題。雜夢指的是和白天生活相關的夢境，等於白天的日常生活在睡夢中又重新經歷一次，因此睡醒後會異常疲倦，感覺怎麼睡都睡不飽。

對於心火旺導致的睡眠問題，中醫治療方法主要從**調節身體的氣血陰陽、降心火、安心神**等方面入手。中藥可以選擇**蓮子、黃連、牡丹皮、梔子等降心火中藥**，而飲食方面盡量減少攝取辛辣、刺激性食物。多食用蔬果、清淡易消化的食物。避免長期壓力過大，學會放鬆身心、調節情緒，可以進行瑜伽、冥想等活動來調合身心靈。

心血虛型失眠、心悸、氣短、頭暈健忘

心血虛是指**氣血不足**，造成心主血脈的功能減退，導致**心神不**

寧、**精神疲憊**、**心悸**、**疲乏**、**氣短**、**頭暈**、**健忘**等等。心血虛的女性朋友在更年期常常會有突如其來的**恐慌感**，一點點的風吹草動都容易受到驚嚇。心血不足、心氣虛弱，不能很好地調節人體的生理節律，進一步影響睡眠品質造成失眠，導致不易入睡、淺眠、容易被聲響吵醒，一旦被吵醒後便很難再入睡。

我曾經看診一名女性，她雖然已邁入更年期，但每天生活衣食無憂，也沒什麼生活壓力，卻經常莫名感到恐慌，容易受到驚嚇，甚至家人關門大聲一點都會嚇得她心臟怦怦直跳，這就是很典型的**心氣虛**症狀。

中藥可以透過**補氣養血**、**調和心脾**、**安神**等方式來緩解這些症狀。服用滋補心血的藥物，如**丹參**、**當歸**、**黃芪**、**熟地**、**龍眼肉**等，可以幫助補充心血，增強心臟功能，改善失眠。

另外，調整生活習慣也非常重要。例如保持規律作息、定時進食、避免過度疲勞、練習調節心理情緒等也有助於緩解失眠和心血虛的症狀。**針灸和按摩**也是促進氣血流通的好方式，可以改善心血虛引起的失眠問題。

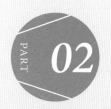

PART 02

肝藏血——肝血不足
而導致乾眼症、手腳冰冷

乾眼症

更年期乾眼症的原因，是因為女性在更年期由於**肝腎陰液虧虛、氣血不足**，幾乎所有身體黏膜的分泌物都減少，包括我們的淚腺，因此原本有乾眼問題的人在更年期之後會感覺更加嚴重。更年期女性的體質為肝腎陰虛，當肝血不足，肝經鬱滯時，就會導致氣血運行不暢。「肝主筋脈，開竅於目」，肝腎陰虛時，筋脈失養，導致眼部組織的供血不足，眼部缺乏潤滑和滋潤，使得眼部組織受損，造成眼部乾燥、發癢、甚至刺痛。

中醫治療更年期乾眼症是以**滋陰潤燥和養血**為主要方向。常用的中藥有**枸杞、玄參、丹參、石斛、當歸、熟地**等，這些中藥具有滋

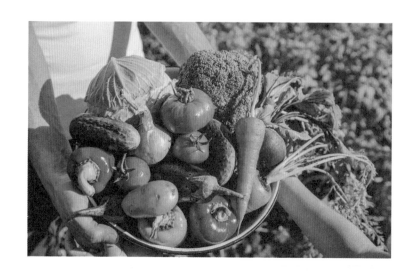

陰、養血、生津、潤澤眼睛的功效。中醫還會根據患者的具體情況採用針灸、按摩等方式，透過調整身體的氣血平衡來改善乾眼症狀。

女性朋友在更年期應該保持心情愉悅，減少使用3C產品，避免過度疲勞，覺得眼睛乾燥時便進行眼周按摩、經常閉目養神，多吃一些富含維生素A、B、C、E、胡蘿蔔素、葉黃素等對眼部有益的食物。像是綠葉蔬菜、胡蘿蔔、豆類、堅果等都是很好的食物。同時，避免食用辛辣、油膩、刺激性的食物，這些都有助於緩解乾眼症狀。

手腳冰冷

更年期的發生原因是腎精的耗損，當**腎陽虛衰，肝血不足**時，不是出現**熱潮紅、五心煩熱**的典型更年期表徵，因為「陽虛生內寒」反

而更容易出現**畏寒、手腳冰冷**的狀況。肝主藏血，肝血充盈，可以保證全身各個器官和組織的正常功能。如果肝血不足，從而影響全身的血液循環，造成手腳末梢血管收縮，血流減少，手腳冰冷的症狀就會出現。

肝主筋，手足之筋絡和肝經相互聯繫，當肝氣鬱滯或肝血不足時，還可能導致**筋脈瘀滯**，也就是「**血瘀**」，使手腳的氣血流通更加不暢，加重手腳冰冷的症狀。「肝藏血、肝主疏泄」都和手腳冰冷密切相關，當藏血與疏泄功能出現問題時就會影響到手足筋絡的正常運行，進而導致手腳冰冷的症狀。

要改善手腳冰冷，可以多食用一些具有溫補作用以及補血的食物，如紅豆、薑、蔥、羊肉、牛肉等，同時注意避免過度食用生冷寒涼的食物，如冰品、冷飲、生菜沙拉、寒性水果等。**中藥四物湯——當歸、川芎、熟地黃、白芍**就具有養血的功效，可搭配**肉桂、桂枝、黃芪、桂圓**等辛溫助陽的中藥材。

中醫可藉由針灸、推拿等按摩療法，刺激肝經和手足筋絡，促進血液循環改善手腳冰冷。除此之外在日常生活中保持良好的運動習慣，增加有強度的有氧運動，例如：爬山、慢跑、飛輪可以迅速地改善血液循環。沒有運動習慣的女性經常肌肉比例不足，也是造成容易手腳冰冷的原因，尤其更年期之後缺乏運動容易造成肌少症，因此適度的加入重量訓練增加肌肉的質量可以促進血液循環，有助於改善手腳冰冷的症狀。

肝陽上亢而導致
高血壓、自律神經失調

　　肝的功能主要是疏泄，能調節人體重要的生理機能。肝的疏泄功能失調，**肝陰與肝陽不平衡**會造成身體內外陽氣過旺，這種情況稱為「**肝陽上亢**」。肝陽上亢初期會影響精神情緒，使人容易**焦慮、易怒、失眠**等，更進一步會產生頭暈目眩、頭痛、耳鳴、臉紅、心悸等症狀。

　　肝疏泄失調造成氣血運行不暢導致血流淤滯，會使**血管長期處於持續收縮**的狀態，使血壓升高從而引起高血壓等心血管疾病。而更年期女性因為荷爾蒙失調、體內陰陽不平衡所產生的睡眠、情緒、高血壓甚至自律神經失調問題，這些也都屬於**肝陽上亢**。我曾經遇過幾位更年期的女性病患，突發性的胸悶心悸，當下感覺自己快死掉了，送到急診測量心跳竟然飆高到150，後續做了各種檢查卻都找不出原因，這就是很典型的自律神經失調。中醫描述健康的人叫做

「**平人**」，方方面面都很平衡就是健康，任何能打破平衡的原因都會造成失調，**更年期的荷爾蒙波動就是造成失調的常見因子**，因此更年期的種種不適在西醫也會被歸類為**自律神經失調**。

中醫治療肝陽上亢主要是通過**滋陰、平肝、潛陽，也就是將過於亢進的陽氣降下來**，來調和陰陽達到治療目的。可以藉由調整飲食結構、保持情緒穩定、適量運動、避免過度勞累來達到體內的陰陽平衡。建議少食辛辣刺激性食物，多吃蔬菜水果、粗糧等清淡食物，在中藥食療方面可以多食用具有滋陰功效的中藥，包括：**生地黃、龜板、鱉甲、枸杞子**，具有平肝功能的中藥食材如**決明子、菊花、白芍**等。能夠潛陽鎮靜神經的則有**珍珠、珍珠母、牡蠣**等等。

平肝潛陽最適合的運動是舒緩能夠放鬆身心的運動，如散步、快走、超慢跑、游泳、太極拳、瑜伽、高爾夫球等，適當的體育鍛煉能保持血液流暢，緩解肝陽上亢的症狀。

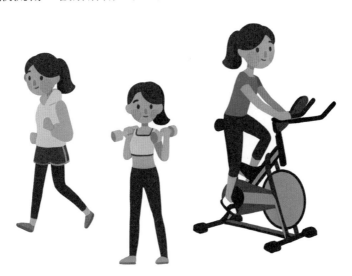

脾主運化──運化不暢、
脾氣虛弱而導致水腫、肥胖

肥胖也是許多更年期女性求助於中醫的原因。人體的新陳代謝速度在25歲時到達顛峰，之後便開始以每年大約1至5% 不等的速度下降。確實是如此，即便現在的你和25歲維持完全一樣的運動、生活和飲食方式，但因為新陳代謝下降，能燃燒的熱量變少，體重還是會一年一年地上升。

雖然我們常常在社交媒體上看到某某女藝人、名媛的身材纖纖合度、外貌比實際年齡年輕許多，被稱為「凍齡」或「美魔女」，歲月似乎沒有在她們身上留下痕跡。但這些凍齡美女絕對是花了不少心力在維持代謝以及做好身材管理。新陳代謝下降速度的快慢取決於個人生活的自律以及對於「養生」的重視，有規律運動習慣、飲食健康清淡的人，可以維持良好的新陳代謝速率，外觀容貌年輕也不容

易肥胖。而久坐不動、無運動習慣、喜歡吃垃圾食物的人除了新陳代謝快速下降，攝取過多的熱量也容易加速肥胖。

　　根據統計數據，更年期女性因為荷爾蒙下降導致體重上升，平均值落在2至4公斤，但是根據我個人在臨床上的觀察，體重倍數增加4至8公斤的人比比皆是。而且因為荷爾蒙的改變造成脂肪分布的位置也出現變化，形成脂肪堆積在腰腹的「**蘋果型**」肥胖，而腰腹肥胖會大大提高未來心血管疾病的風險，這點是務必要注意的。

　　更年期整體的體質為「虛」，虛代表的是整個身體機能的退化，之前提過**掌管水分代謝的臟腑為肺、脾、腎**，因此這三個臟腑任何一個功能失調都會造成水腫的情況。水分堆積在身體裡代謝不掉，形成的病理物質稱為**濕**，當濕氣堆積，就會造成肢體**沉重不清爽、頭暈頭重、大便不成形**。當濕氣持續堆積則變成更不好的物質稱為「**痰**」，因此有「**聚濕成痰**」的說法。

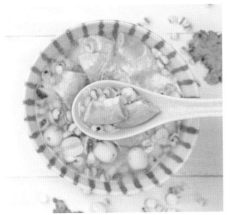 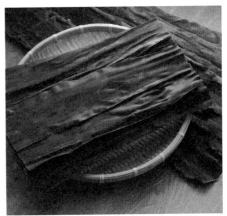

中醫的痰有分為狹義與廣義的痰，狹義的痰是指的是呼吸道的痰，而廣義的痰則只要是體內不好的代謝物都可以稱為痰，包括過多的脂肪。「聚濕成痰」並非字面意義上身體內的水濕會轉化為脂肪，而是指體內臟腑功能失調時出現的進程。首先身體會出現水分代謝的問題，如果不去處理這些流質的水濕，日積月累下持續失調，便會造成更具體化的廢棄物堆積，包括體內過多的脂肪。要處理水濕只要能夠**補腎健脾、通條水道、消腫去濕**即可，健脾除溼的常用藥膳湯就是四神湯，四神湯中的山藥除了能夠調理腸胃功能，也是能夠調節荷爾蒙的優良食材。消水濕常用的食材包含有：**薏仁、玉米鬚、赤小豆、冬瓜皮**。但是要更進一步清除這些頑固的「痰」，也就是陳年脂肪卻是大工程，常用的化痰要有：**陳皮、海藻、昆布**。

至於排除體內濕氣、剷除多餘脂肪最佳的方式就是做能夠讓人**爆汗**的運動，因為體內的濕氣可以從我們的汗孔以及糞便排出，因此排汗也是排濕的方法之一。對於運動的初級者，熱瑜伽就是很好的爆汗排濕運動。其他的運動選項則無論是慢跑、快走、飛輪，都可以選擇適合個人身體狀況的運動，只要能夠排汗，都有利於除溼。至於**懶人除溼法**，則可以運用家中的浴缸泡澡或是三溫暖的烤箱，只要能夠達到大量流汗的功效，就能夠排出體內濕氣。

提醒大家減重要趁年輕！如果本身就有**體重過重、三高體質**，在更年期一定更要好好處理。**老年肥胖**是非常棘手的問題，我曾經

遇過70多歲的阿嬤和女兒一起來減重，主要是因為女兒擔心媽媽長期肥胖問題造成三高，進而影響身體健康。女兒50多歲減重成效不錯，但阿嬤的減重速度卻是以牛步進行，因為阿嬤體脂肪有40%，屬於重度肥胖，是標準的肚子大大、四肢瘦瘦的蘋果型身材，而且合併有**肌少症**。老年人因為**腸道老化**，進食的份量已經不多，除了調整飲食以及烹調概念要改以選取優質利於減重的食材，食物的份量已經無法再減少。如果要靠多運動增加代謝速度，通常體重過重的老人都合併有較嚴重的**膝關節退化**，經常走沒幾步就關節疼痛，唯一適合的運動就只有**游泳**，但游泳需要有特定的場地，並不是每位老人家都方便執行，所以只能依靠中藥調理來增加新陳代謝，無法多管齊下，在只能靠藥物的狀況下，減重速度自然緩慢。因此在年輕時就要做好身材管理，才能讓自己熟齡期健康又凍齡。

PART 04

腎藏精──腎氣衰弱
而導致白髮、落髮

落髮

「腎藏精、主骨生髓、其精在瞳、其華在髮」。頭髮的表現已可以展現出腎氣的盛衰，女性頭髮稀疏，尤其是頭頂的區塊，較常見於年長的女性以及少部分的年輕女性，這種情況屬於**女性雄性禿**。不少人會驚呼「女性也會有雄性禿？」其實所有男性與女性，體內都同時存在**雄性激素與雌激素**，只是男女體內的激素濃度不同。而雄性禿是因為**毛囊受雄性激素的影響**而進入休止期，所以男女都會有雄性禿，只是男生的雄性禿在外觀會有明顯的變化，嚴重的雄性禿會由 M 型禿漸漸演變為地中海禿，最終成為頭頂光滑無毛髮的電燈泡禿，而女性的雄性禿外觀並不明顯，只是頭頂的髮量會變得稀疏。

　　女性約40至50歲進入更年期後，會因為荷爾蒙變化，有近一半的女性會出現落髮現象，而無論男女，會不會出現雄性禿的機率則是和遺傳有高度相關。年輕的女性也會因為**多囊性卵巢症候群**而造成掉髮，而且是非常明顯的女性雄性禿表現，也就是**頭頂髮量稀疏**。中醫在治療與荷爾蒙相關的掉髮，必須**補腎氣**，因為**腎主生殖**，和**體內性荷爾蒙**最相關。

　　荷爾蒙造成的掉髮並不是台灣女性掉髮最常見的原因。根據研究統計，台灣女性最常見的掉髮原因是**缺鐵**。女性為什麼會缺鐵呢？主要的原因是每個月的月經排血會流失部分鐵質，而部分女性有婦科疾病，例如子宮肌瘤、子宮肌腺症等，會因為出血量大而造成貧血。其次，**腸胃道疾病**導致的吸收不良及飲食不均衡都會造成鐵質缺乏。

　　我曾經有一位女性患者，因為子宮肌瘤造成月經大量出血，本身已經有貧血問題，漸漸地她發現髮量也開始減少，這是屬於**氣血虛**的掉髮，有一次她參加公司的體檢抽血，發現自己除了缺鐵還缺鋅。現代人飲食精緻，粗食雜糧吃得少，或者不吃海鮮而缺乏**鋅**的攝取。富含鋅的食物，許多和中醫補腎的食物不謀而合，例如：**牡蠣、生蠔、黑木耳、香菇**，還有堅果類的**松子、南瓜子**，也呼應了**腎之華在髮**。中醫認為「髮為血之餘」、「血盛則髮潤、血衰則髮衰」頭髮的豐潤茂盛與否和血量的充盛有關。女子以血為先天，說到補血就不得不提中醫婦科第一方——四物湯。四物湯具有補血補鐵的

功能，但對於有子宮肌瘤、子宮肌腺症造成的貧血病患，在使用四物湯時要更加注意，最好要由醫師調整處方，以免補血不成反而養大肌瘤。

疾病也會造成不正常的掉髮，最常見的就是本身已有**自體免疫疾病**及**甲狀腺功能異常**，如果有這些疾病的患者，掉髮狀況就不是單純補氣血或補腎可以處理，必須根據疾病著手治療。

白髮

腎的主色為黑，年紀漸大，**腎虛腎氣不足，便會產生白髮**，這其實就是人體自然老化的現象。白髮問題也是經常有病人求診中醫的原因，白髮出現在40歲之後屬於正常現象，但現在許多30多歲的年輕人就開始出現大量白髮，不僅僅是外觀顯老，也擔心是否臟腑出現疾病。有些人國小、國中時就已經出現白髮，詢問家族史後，發現多數是屬於遺傳性的少年白髮，如果家族並沒有這種基因遺傳，在中醫角度會認為是**先天體質虛弱、腎氣虧損、氣血不足**。

到底變白的頭髮，能不能夠靠吃中藥反黑呢？我有一位病患帶著72歲的媽媽一同來調理身體。媽媽有許多老人家常見的慢性問題，如：高血壓、貧血、骨質疏鬆等等。但趨使她來看診的的原因是「掉髮」。無論幾歲，愛美都是女人的天性，媽媽不是個習慣吃中藥的人，過去即使吃中藥也都維持一兩週就停藥，看診中也詢問：「我

掉頭髮吃多久中藥才會改善？」我回答：「頭髮生長速度沒這麼快，至少三個月」。病患原本就有貧血問題，再加上老年人腎氣不足，因此以**補氣血、調腎氣**為治療方向，媽媽吃了一個月後，掉髮狀況明顯改善。因為看到效果，這次果然堅持服用三個月，原本已經計畫停藥，但媽媽突然又回來看診，因為她在梳頭髮時發現新生的頭髮竟然由白轉黑！媽媽興奮得把新生長的黑髮撥開給我看，她沒想到治療掉髮還能生黑髮，想要繼續治療。

年長者因為其他原因調理身體服用中藥，最後卻意外發現原本的白髮髮根竟然長出黑髮，在我行醫過程中這並非個案。老年人無論是吃食的份量或營養的吸收原本就不如年輕人，中藥調理的切入點就是**補肝腎、調氣血**，以西醫的來說就是補充身體需要的各種營養元素。無論是補充能量還是營養素都會讓身體往好的方向走，「**色**

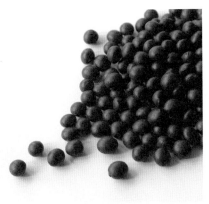
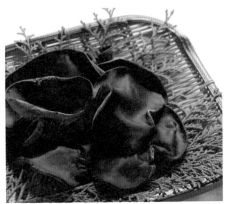

黑入腎」補腎藥許多都是黑色的藥材，富含**花青素、鈣、鐵**等營養素，被證明具有**抗氧化、抗衰老**的功效。養髮的黑色中藥材有**熟地黃、何首烏、女真子、旱蓮草**等等，黑色好食材則有**黑豆、黑芝麻、黑米、黑棗、黑木耳、烏骨雞**等。適當補充營養素加上良好的睡眠，可以讓頭髮返老還童。

是不是所有的白頭髮都有機會再轉黑呢？現在也有很多20到40歲的年輕人來調理白頭髮的問題，年輕人的白頭髮如果不是遺傳性少年白，大部分是因為壓力、作息、飲食失調所造成，若某段時間飲食不均衡、生活壓力大、思慮過度、睡眠不足，就可能造成供給頭髮養分的通路受到阻斷，即便是不斷的補充營養但還是通達不到毛囊，一直冒出白髮。相傳伍子胥一夜白頭，若你是像伍子胥一樣憂思悲憤、想東想西、睡臥難安的人，不改變心情，單靠服用中藥想要逆轉白髮有一定難度！

腎陽虛而導致排卵異常、
性慾低落、手腳冰冷

　　一位42歲的女性拿著我曾在網路上發表的文章來找我看診，她說她大約5年前因為目睹一件意外死亡事件，或許當時情緒過度刺激，月經突然就不來了。後來曾經看中醫服用中藥，月經有恢復一段時間，但週期不穩定，最近一次月經來潮已經是一年多前了。她向我諮詢是否有機會逆轉卵巢功能，因為她婚後尚未生育，仍希望有個自己的寶寶。她的抽血指數雌二醇只剩下5pg/ml（40pg/ml以下為更年期），月經一年未至，以西醫的診斷標準，已經進入停經期了。

　　中醫確實有**情緒致病**的理論「喜傷心、怒傷肝、憂傷肺、思傷脾、恐傷腎」，急遽的情緒刺激確實會造成荷爾蒙失調，如果這個重大變故只是偶發事件，事情結束之後無留下任何罣礙，通常月經是可以恢復的。但如果長時間將情緒沉浸其中無法抽離，恐懼、憂傷等負面情緒，都可能對身體造成負面影響。

腎藏精主生殖，腎陽又為諸陽之本，與**心、肺、脾的陽氣**互相關聯，陽虛則生內寒，當腎陽虛，溫煦全身的能量不足，身體就會又虛又寒，表現上為**倦怠無力、畏寒、手腳冰冷、暈眩、耳鳴、腰腿無力**等。在生殖功能方面，男性會出現陽痿、早洩、不育，女性則是月經週期紊亂、排卵異常或甚至不排卵。無論男女都會出現性慾低落的情形。

更年期的女性月經週期紊亂，非常有可能是處於沒有排卵的情況，要確認是否有排卵，最準確的方式是去婦產科照超音波，畢竟有圖有真相，但是這種準確追蹤排卵的方式，通常只會用在做人工受孕或試管療程時，因為必須準確找出排卵的時間點。如果近更年期的女性，只是為了確認有無排卵，建議可以自我觀察。在月經來潮前，可以觀察是否有黏稠如蛋清般的分泌物持續1至3天，如果分泌物出現約兩週之後月經來潮，而且經血量正常，應該就是一次有排卵的月經。觀察分泌物再搭配排卵試紙也可以簡易檢測是否有排卵。還有一個方式：測量基礎體溫。基礎體溫也是備孕中婦女用來預測排卵日的方式，只要懷疑自己有排卵異常的狀況，就可以用這個方式自我檢測，每天早上固定時間起床，測量舌下的溫度。溫度的高低變化，除了能夠評估是否排卵，在中醫治療上，也是評估體質的方式之一。

卵巢功能衰退到進入更年期,最終停經,是一個漸進式變化過程。可以自我記錄,藉由觀察月經週期的天數變化、出血的天數變化、經血量再搭配年齡做綜合評估。以下這個簡易卵巢衰退的評估表,得分越高代表卵巢衰退得越嚴重。

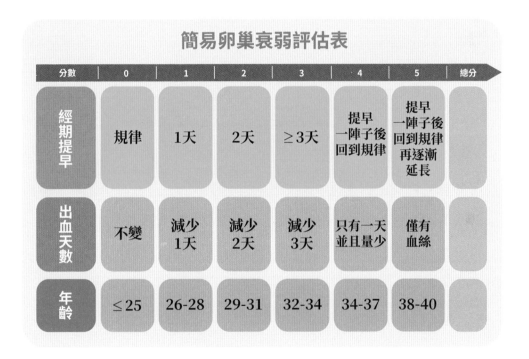

簡易卵巢衰弱評估表

分數	0	1	2	3	4	5	總分
經期提早	規律	1天	2天	≥3天	提早一陣子後回到規律	提早一陣子後回到規律再逐漸延長	
出血天數	不變	減少1天	減少2天	減少3天	只有一天並且量少	僅有血絲	
年齡	≤25	26-28	29-31	32-34	34-37	38-40	

腎陰虛而導致陰道乾（陰道炎）、熱潮紅、盜汗、五心煩熱、耳鳴

陰道乾（陰道炎）

　　有一位52歲的熟齡病人，外表比實際年齡年輕許多，打扮談吐也很有氣質，但她卻有一個難以啟齒的困擾，雖然已經停經了，但她卻長年為陰道炎所困擾，每2至3個月就會感染一次，每次感染就去婦產科拿塞劑和口服藥，症狀改善沒多久又感染，如此反覆多年。近來感染更頻繁，每次只要和先生愛愛之後就必定發作，但除了陰道念珠菌感染，西醫也排除了其他性傳染病或是細菌感染。

　　更年期的女性是陰道炎的好發族群，因為缺乏女性荷爾蒙後陰道的分泌物減少，有些女性會很明顯地感覺到陰道乾痛，陰道的內皮變薄，除了行房滋潤不足會有疼痛感，陰道PH質改變，對抗病菌的能力也會下降，很容易發生陰道炎。醫學上有一個病名，叫做「**老**

年性陰道炎」或是「**萎縮性陰道炎**」，指的就是更年期到停經的陰道炎。陰道多數時間是處於密閉的狀態，一旦有壞菌滋生，無論是細菌或是念珠菌都不容易殺光，這時候中醫在治療方面，除了**祛邪（殺死病菌）**，還要**扶正（提高免疫力）**。發作期間需使用有具有**清熱、利濕、殺菌**的中藥材，如：**黃芩、黃柏、土茯苓**，同時要考慮**更年期腎陰虛**的體質，陰虛導致陰道分泌物不足、太過乾燥會導致陰道的抗菌力下降，容易造成陰道感染，因此適度加入補腎滋陰的藥物，如**熟地黃、知母、龜板、鱉甲**，可以增加陰道分泌物，改善陰道乾燥的狀況，進而改善感染症狀。緩解期則需要加強補氣健脾、提高免疫力的藥材，例如：**人參、西洋蔘、黃耆、黨蔘**等。

如果陰道炎反覆感染已經很多年，治療時間可能需要數個月，甚至半年以上。堅持調養可以使陰道炎不再復發。在治療期間建議性伴侶也須檢查是否有念珠菌感染，如果性伴侶感染，也必須一併接受治療，並且全程配戴保險套。

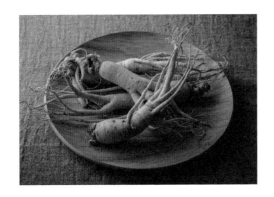

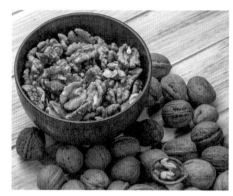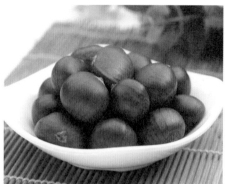

　　老年性陰道炎在飲食調理需注重飲食均衡，飲食宜清淡，多補充牛奶、豆類、魚類等優質蛋白質可提高免疫力，蔬菜、水果也不能偏廢。補脾最佳的食物為五穀根莖類如糙米、糯米、山藥、薏苡仁，補腎的食材包含有栗子、黑芝麻、黑大豆、蚌肉、烏骨雞、核桃仁等。

熱潮紅、盜汗、五心煩熱、耳鳴

　　腎陰為諸陰之本，陰虛的表現就是「**虛而有熱**」，所以熱象出現會很明顯。腎陰虛時會有**暈眩、耳鳴、口燥咽乾、烘熱、盜汗、腰痠**等表現。更年期的熱潮紅就是最典型的虛熱症狀，突然一陣發熱流汗，有些人會伴隨臉紅、顴骨發紅。中醫有一個很貼切的形容詞叫

「**骨蒸潮熱**」。臨床上真的有病人形容這種熱感像是從骨頭里冒出來的。而「**五心熱**」則是指雙手心、雙腳心加上心口這五個位置溫度偏高或者自覺有熱感，這種特殊的熱感也可能出現在更年期。腎陰虛型的耳鳴，聲音比較低微，像是背景音，有些人會在安靜的環境，尤其是夜深人靜時才發覺。腎虛造成的耳鳴都是長期性的，基本上就是臟腑退化、老化的表現。耳鳴是一個症狀，不同的病因都可能產生耳鳴這個結果，造成耳鳴的原因很多也很複雜，可能是退化或感染，發生病變的部位可能為腦部（稱為腦鳴）、內耳、頸部（頸源性耳鳴），確切成因是什麼還是需由專業醫師來鑑別診斷。

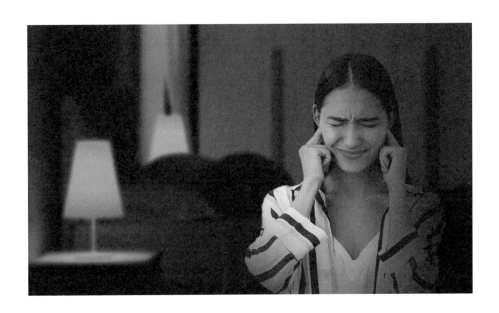

腎主骨生髓——
齒牙動搖、關節退化、
骨質疏鬆

齒牙動搖

38歲的高齡產婦剛生完第二胎，還在月子中心休養，一天吃月子餐吃到一半口中突然咬到一個硬邦邦的物體，拿出來一看，竟然是一整顆完整的牙齒，原來她牙齒脫落竟渾然不覺。「生一個孩子掉一顆牙」，不僅僅是古代女人的生活寫照，還真實發生在我的病患身上。

女性一生中有三個時期，因為腎氣的帶動，筋骨會出現明顯的變化，這三個時期分別是**青春期、月子期以及更年期**。青春期調腎氣是為了轉骨長高、月子期調腎氣是避免產後腰痠、更年期調腎氣是為了預防骨質疏鬆以及關節退化。

「腎主骨，生髓，長齒，齒為骨之餘」古人觀察牙齒，發現牙齒是

由牙槽骨中長出，也附生於骨上，因此認為「齒為骨之餘」。牙齒的健康狀態也反映**腎氣的盛衰**。產後掉牙，除了和孕期因口腔變酸性容易引發蛀牙及牙周病外，另一個原因是整個孕期過度勞累、營養素缺乏導致腎氣耗損。更年期女性因為陰虛，體液分泌量減少，口腔唾液量也減少，除了容易口乾舌燥，口腔也會滋生細菌，引起蛀牙及牙周病。根據統計，成年人最常造成掉牙的原因便是牙周病，停經後的婦女如果同時罹患骨質疏鬆症，下顎骨的骨質密度會比正常婦女低很多，更容易牙骨質流失、牙齒根基不穩，嚴重時還會造成牙齒脫落。

唐朝文學家韓愈在36歲時，寫下〈祭十二郎文〉，文中提到：「吾年未四十，而視茫茫，而髮蒼蒼，而齒牙動搖。」從韓愈的文句中就能發現原來眼睛、頭髮、牙齒的老化差不多在同一時期出現，只是他老化的跡象似乎比一般男性更早一些。為什麼有些人老得快、有些人老得慢呢？如果不是因為後天過度耗損身體，那麼通常是因為**先天稟賦的腎氣不同**。

關節退化

腎主骨生髓，也掌管人體的筋骨關節，我們每天每一個動作都在使用各個關節，反覆幾十年後關節零件也會磨損老化，稱為**退化性關節炎**。關節退化初期可能只是活動不流利，關節卡卡的，要稍

微小暖身動一動才會比較順暢，接著開始出現關節活動時有喀喀聲響、腫脹、疼痛，嚴重時會出現關節變形，影響日常生活甚劇。這時候如果去做 X 光檢查，會發現骨骼可能有軟骨磨損、增生骨刺甚至骨頭變形的狀況。而這些骨關節退化在結構上幾乎是不可逆的，服用一些骨關節保養品可以減緩退化的速度，而徒手治療、針灸推拿等介入可以藉由調整肌肉筋膜的張力減緩疼痛，提高生活品質。

骨質疏鬆

　　輕度的骨質疏鬆外觀上並不會有明顯的表現，一般是藉由骨密度檢測而發現。女性先天的骨質密度就略低於男性，當女性荷爾蒙開始流失後骨質密度也隨之下降。根據統計，65 歲以上的台灣都市婦女，有 19% 患有脊椎體壓迫性骨折。什麼是壓迫性骨折？這和外傷性骨折的概念不同，壓迫性骨折是因為骨質流失加上脊椎長期受到身體重力壓迫而導致脊椎的椎體變形，是不需要外力撞擊就能造成的骨折。骨質疏鬆也會造成身形變化，包括駝背和變矮，就是台語俗稱的「**老倒勼**」，也會因為骨骼結構變型產生腰部慢性疼痛。臉部的骨骼會因為骨質疏鬆而造成臉部變形，常見眉骨顴骨變得扁平、眼眶骨更凹陷，下頜角更往內縮等臉部老化現象。

　　曾經有一位外表纖瘦的長輩問我，她從年輕時就開始配戴玉鐲，她的女性朋友們各個中年發福，手鐲都越買越大，她身材管理良

好，體重幾十年都沒變，但是手鐲卻越買越小。其實手骨變小也是骨質流失的表現之一，尤其是體重過輕且肌肉量不足的女性，更容易骨質流失。當骨質嚴重流失時，即便是輕微跌倒都有可能骨折，最常發生骨折的部位是**脊椎骨、大腿骨靠近髖關節處、上臂橈骨尺骨靠近手腕處**。人體的骨質約在 20 至 30 歲時達到高峰，之後骨質以每年約 0.3% 到 0.5% 的速度流失，尤其女性在停經後，骨質減少的速度會加快。骨質一旦流失就很難再完全恢復，預防骨質疏鬆應該在年輕時期就補充鈣質、養足骨本，中年期加強鍛鍊強健骨本。適當的運動，尤其是重量訓練可以增加骨質的強度。戶外運動曬太陽可以促進維生素 D 合成，幫助鈣吸收，這些應該都已經是耳熟能詳的保骨方法。

骨質疏鬆中醫稱為「**骨痿**」，主要發生原因為**腎精虧損、氣血不足**造成**骨枯髓減**。腎主骨生髓，腎虛則骨不壯、筋不強，產生骨關節退化，因此要補骨就要從補腎著手，而龜鹿二仙膠常被用來當做預防骨質疏鬆以及改善退化性關節炎的傳統中藥方劑。

龜鹿二仙膠主要藥材包括**龜板、鹿角、枸杞、人參**這四味藥材，經過長時間熬製濃縮而成，對強健骨質密度和減緩關節的退化有其功效。在中西醫合作治療骨質疏鬆的臨床研究中，上百位骨質疏鬆病患轉介中醫治療，服用龜鹿二仙丸三個月後再抽血檢驗骨質流失指標，多數人骨質流失的指數都有改善。實驗室研究發現龜鹿二仙膠中的有效成分除了鈣質，還有一個由五個胺基酸構成的胜肽（簡稱

五肽〔TSKYR〕）具有刺激成骨細胞與軟骨細胞的能力，是改善骨關節炎的有效成分。自古中醫用龜鹿二仙膠來治療骨關節炎、骨質疏鬆、膝關節退化等疾病無論是療效以及學理上都有一定的依據。

市售傳統的龜鹿二仙膠有塊狀、膏狀、丸狀等各種不同劑型，有些還添加在保健食品中一同販售。龜鹿二仙膠屬於高價藥材，製作需要經過長時間熬煮，也相當費工，經常會出現品質、濃度參差不齊的狀況，價格也各有高低，想要吃得安心，購買合格藥廠生產的商品比較有保障。

色黑入腎，補腎補骨的食物也都偏深色，在營養學上顏色深的食物確實含有更高的鈣質，補鈣的食物包括有堅果類的黑芝麻、核桃、奇亞籽，各種的牛乳、加工乳製品，包括起司、優格等。海產類則有小魚乾、蝦、蛤蜊、牡蠣等。豆類食物除了含有異黃酮特別適合停經女性補充，毛豆、小方豆干、板豆腐也是高鈣食物。深色蔬菜如芥藍菜、紅莧菜、青江菜、地瓜葉、秋葵等也都是高鈣食物，能補充鈣質。

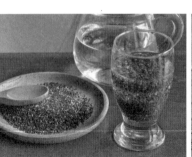
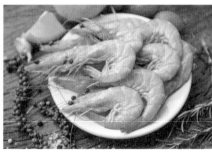
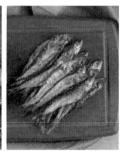

腎主水——頻尿、漏尿

頻尿

腎主水，與膀胱互為表裡臟腑，因此膀胱儲存尿液的功能也與中醫的腎相關。當腎氣虧虛，膀胱肌肉的張力也就是肌肉的彈性、伸縮性變差，儲留尿液功能也跟著變差，會造成膀胱更為敏感，能夠容留的尿液也會減少，這會造成更年期女性更容易出現頻尿、夜尿。而夜間頻尿或尿量多的情況，中醫歸因於老化造成的腎氣不足、腎陽虛衰。之前我有一位病患是70多歲的老太太，半夜有頻尿的問題，一個晚上要起床小便4到5次，嚴重影響睡眠品質，他沒有尿道炎、膀胱炎等泌尿道問題，西醫也束手無策，有天晚上半夜起床迷迷糊糊的跌倒受傷，把同住家人嚇一大跳。老太太非常瘦弱，手腳冰冷、腰腿無力，這是非常典型的腎陽虛體質，我開立了含有黃耆、肉桂等溫補腎陽的處方，病患夜尿的狀況便改善很多，一個晚上夜尿減為1－2次，睡眠品質也大幅改善。

漏尿、尿失禁

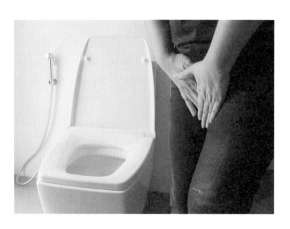

腎氣在人體中是逐漸耗損的，女性進入更年期後**腎氣減弱，腎氣的不足會導致膀胱的張力減弱**，尿液的保持和控制功能受到影響從而導致漏尿，也稱為尿失禁。漏尿有可能是**應力性尿失禁**，因為腹腔用力，像是咳嗽、打噴嚏、大笑、運動就產生漏尿，若是一有尿意就憋不住，還來不及到廁所就有尿液滲出，則稱為**急迫性尿失禁**。有些女性發生尿失禁的年齡很早，妙齡女子也可能會發生尿失禁，造成尿失禁的原因包括：**先天尿道短、肥胖、懷孕、自然產、有尿失禁家族史**。而更年期後雌激素減少，有可能導致尿道括約肌萎縮，更加惡化女性漏尿問題。

腎與膀胱互為表裏，膀胱調控尿液的功能與腎氣有關，而**脾主肌**，無論是身體外部的骨骼肌、內臟的平滑肌、甚至具有收縮舒張功能的括約肌都屬於脾所管轄的範疇，因此具有補腎壯陽、健脾固澀的中藥能夠增強骨盆底肌肉的功能和膀胱控制力，用於調理更年期女性的緩解尿失禁症狀，例如**桑螵蛸、山茱萸、五味子**等。

有尿失禁困擾的女性應避免食用辛辣刺激、刺激性食物和飲料，如咖啡、茶和辣椒等。多食用一些具有補腎健脾功能的食物，如**覆**

盆子、枸杞子、山藥等，也有助於調節身體機能。更年期女性可以進行一些骨盆底肌肉運動，例如凱格爾運動，可以增強盆底肌肉的收縮和控制力，減少尿失禁的發生。

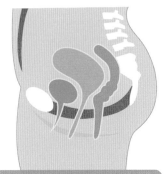

正常健康的骨盆底肌

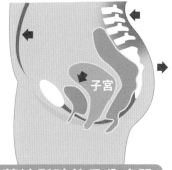

子宮

萎縮鬆弛的骨盆底肌

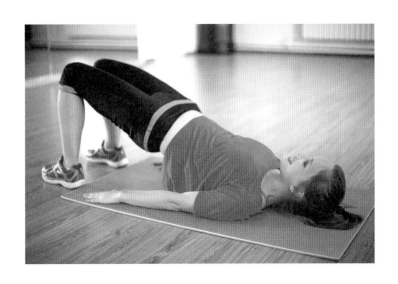

3

50道逆齡食療：日常保養這樣吃

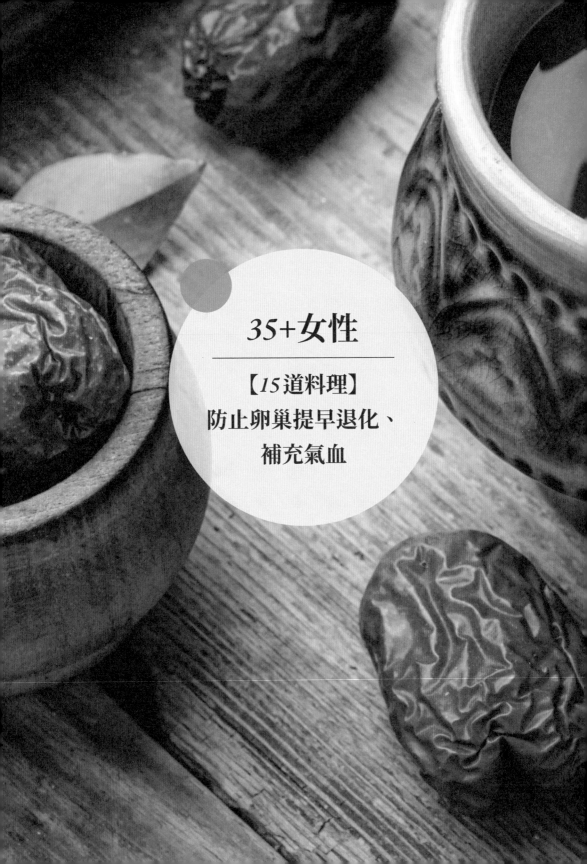

35+女性

【15道料理】
防止卵巢提早退化、
補充氣血

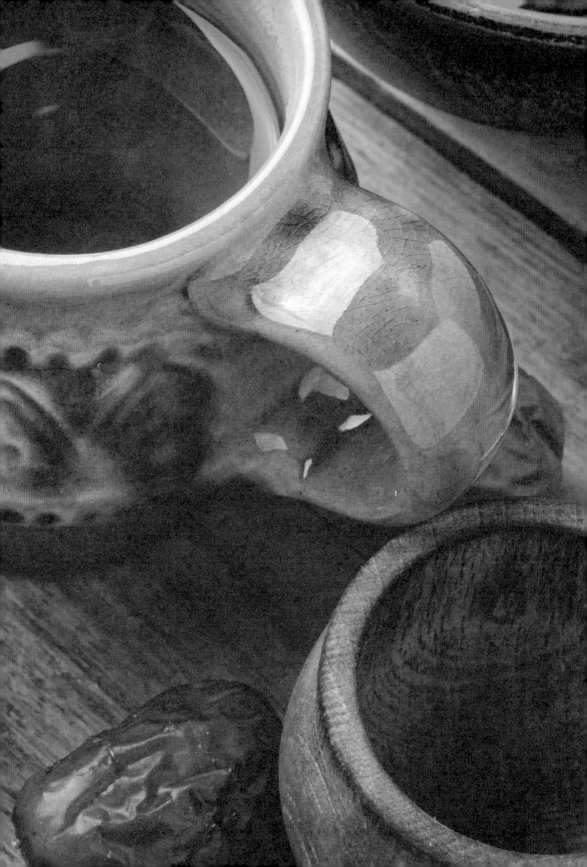

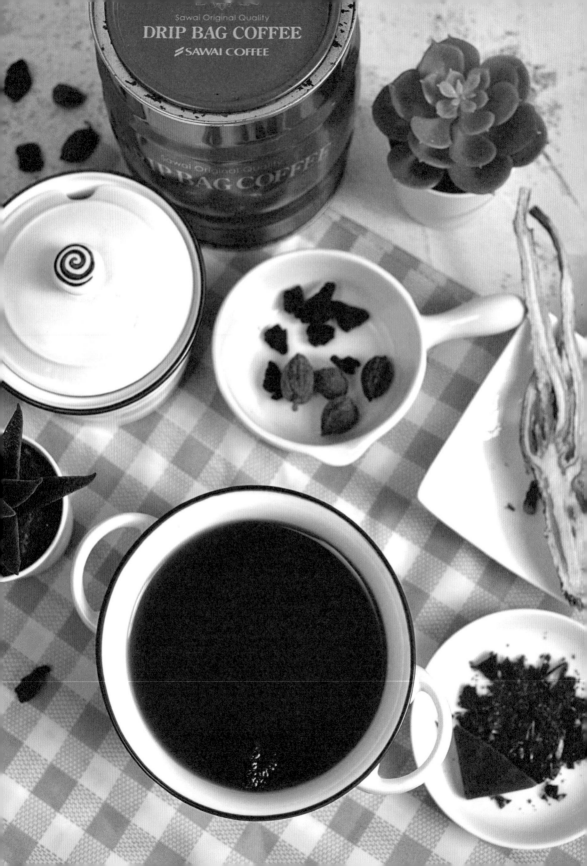

01 阿膠四物飲

[材料]

阿膠粉3克
當歸10克
川芎5克
熟地黃10克
白芍5克
砂仁3克
炙甘草5克

[作法]

1. 將800毫升的清水倒入鍋中,加入當歸、川芎、熟地黃、白芍、砂仁、炙甘草六味中藥材共煮。

2. 待水滾後轉小火煮20分鐘。

3. 濾出藥汁放置杯中,加入阿膠粉攪拌使其融化,待涼後即可飲用。

適應症:貧血、經量減少

　　四物湯是補血兼能活血的方劑,也是婦女調經的基礎方。無論是女性月經不調、經血量減少甚至閉經不行,都可以用四物湯加簡化裁做調理。阿膠是驢皮經煎煮、濃縮而製成的固體膠塊,以山東省東阿縣的產品最著名,所以稱之為阿膠。阿膠富含膠原蛋白、多種胺基酸以及鈣質,**能促進紅血球和血紅蛋白的生成以及鈣質吸收**。阿膠購買時呈現塊狀,可以請蔘藥行或廠商代為磨成粉狀。

　　阿膠一般不直接加入中藥材共煮,而是在取藥汁後加入藥材融化,這個方式稱為「**烊化**」。阿膠性滋膩,有礙消化,所以加入砂仁可以理氣助消化。腸胃虛弱、消化不佳者用量減半。

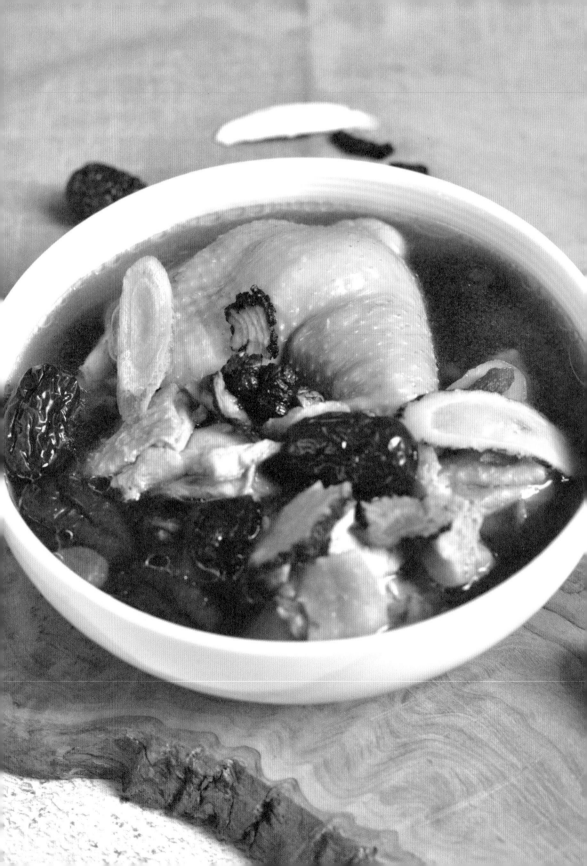

02 聖愈雞湯

【材料】

黃耆20克
人參15克
當歸15克
川芎10克
炒白芍10克
熟地黃15克
生地黃15克
紅棗10顆
枸杞15克
生薑片10克
雞肉半隻切塊

【調味料】

1湯匙米酒

【作法】

1.雞肉塊洗乾淨切塊，川燙去除血水和雜質。

2.加入4至6碗清水（約1000毫升至1500毫升），將中藥材置入鍋中煮至沸騰。

3.加入雞肉塊、生薑片、米酒，以小火燉煮約30分鐘即可。

適應症：疲倦、經量減少

聖愈湯出自於《蘭室祕藏》，是在四物湯的基礎上加入黃耆、人參，具有補氣養血的功效，適合氣血兩虛之證。方中人參、黃耆是強力的補氣藥。當歸、川芎、熟地黃、白芍為四物湯的組成，四物相合，可補血滋陰和血。而生地黃清熱涼血，滋陰生津。聖愈湯氣血雙補，氣旺則血自生，血旺則氣有所本。

對於更年期前期的女性，經血量開始變少，四物湯則具有補血、增厚內膜、增加經血量的功效。對於尚未邁入更年期、想補充氣血的輕熟女也可作於經期後保養服用。搭配補氣藥更能**改善疲勞，活化卵巢**。

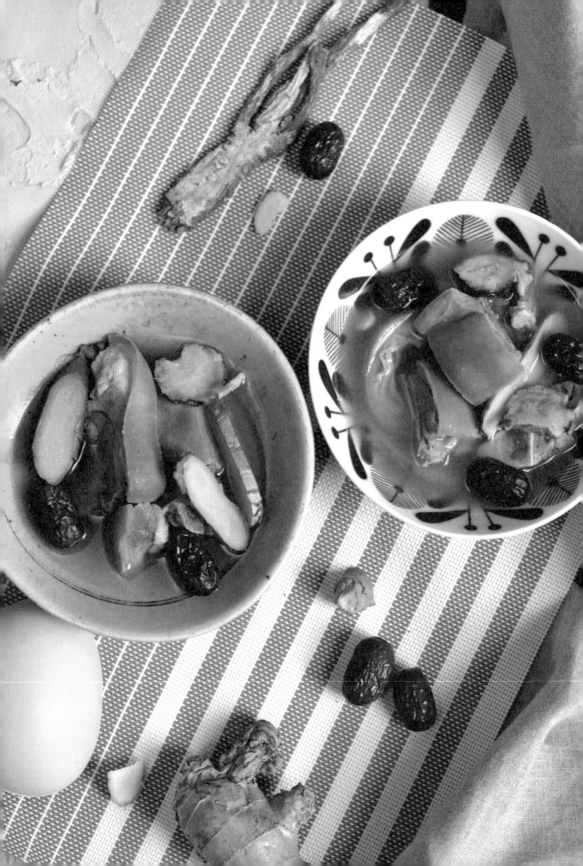

03 當歸生薑羊肉湯

[材料]

500克羊肉
30克當歸片
20克生薑（切片或絲）
10粒紅棗
鹽和胡椒粉適量
（根據個人口味調整）

[調味料]

1湯匙醬油
1湯匙米酒
1湯匙麻油

[作法]

1. 將羊肉切成塊狀，並用水洗淨，去除血水。

2. 將切好的羊肉放入煲或鍋中，加入適量清水，水要足以覆蓋羊肉。

3. 加入當歸片、生薑片和紅棗，一起煮沸後轉小火燉煮約2小時，直到羊肉變得軟嫩。在煮的過程中，不斷撈去表面的浮沫和雜質。

4. 最後加入醬油、米酒和麻油，調味並繼續燉煮約10分鐘，讓味道均勻滲入羊肉。根據個人口味，可以添加鹽和胡椒粉進行最後調味。

適應症：手腳冰冷、經量減少

　　原方出自於張仲景的《金匱要略》，原本用於婦女產後虛寒腹痛、產後頻尿等症狀，因為口感佳也經常運用於食療。羊肉甘熱屬火，能補虛勞、益氣血，壯陽道，開胃健力。當歸有補血、活血、止痛、潤腸通便等作用，為婦科補血調經的常用藥。生薑有溫中祛寒、健胃止嘔以及消水腫的功效。三藥合用，能夠**補血溫經、祛寒止痛**。這帖藥膳是針對寒性體質的溫補，也可在非經期食用，女性朋友月經期間容易有腹痛、手腳冰冷、貧血、經血量變少等寒性症狀，羊肉屬於紅肉，具有補血補鐵的效果，是冬令最佳補品。但羊肉性熱，燥熱體質不宜多食。

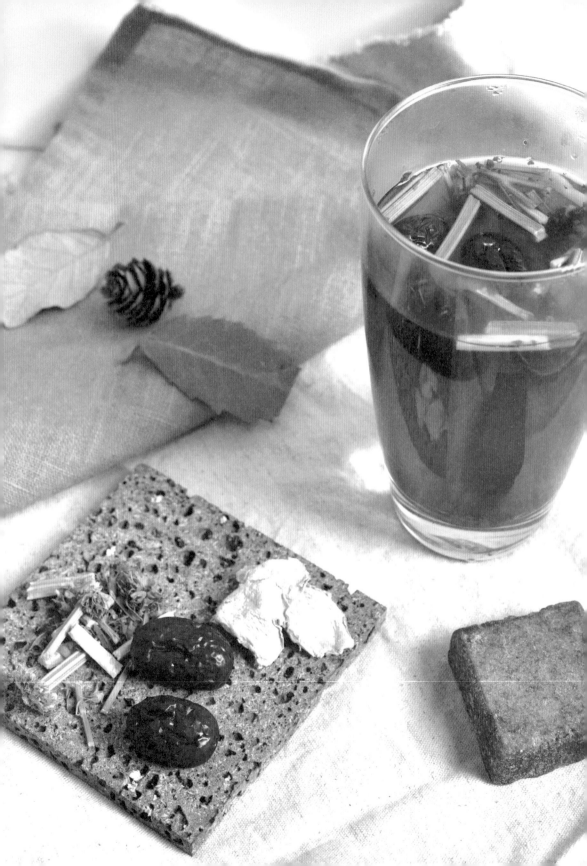

調經益母草茶

[材料]

益母草 10 克
乾薑 15 克
紅棗 5 枚
黑糖適量

[作法]

1. 將 800 毫升的水煮滾後加入益母草、乾薑、紅棗共煮 15 分鐘，之後再悶 15 分鐘，加入黑糖，待溫度適口再飲用。

適應症：月經排不出

　　調經益母草茶能夠暖子宮，幫助子宮收縮，於女性生理期間服用可促進經血排出。《本草備要》記載益母草「辛苦微寒，入手足厥陰，消水行血，去瘀生新，調經解毒」。益母草經常用於產後幫助惡露排除，或者女性經期幫助經血順暢排出。女性在更年期前期經常會因為子宮收縮不佳，導致經前經後滴滴答答出血的狀況。益母草被證實是一種子宮興奮劑，能夠**幫助子宮收縮，促進經血流動**。「血不利則為水」，當經血排出不暢，水分也容易堆積在體內造成水腫，益母草同時也具有**消水腫**之效。由於益母草性偏寒涼，加入乾薑、紅棗、黑糖來暖和子宮較佳。

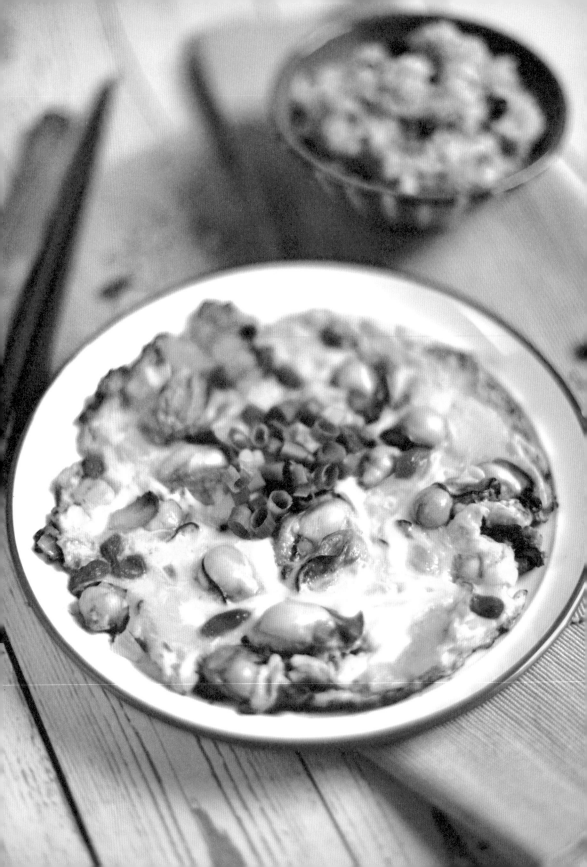

05 枸杞鮮蚵炒蛋

【材料】

3個雞蛋
半顆洋蔥
枸杞子15克
鮮蚵150克
高湯150毫升
蔥花
鹽適量

【作法】

1. 洋蔥切丁備用。將雞蛋打入碗中，加入適量鹽，攪拌成蛋液備用。

2. 鍋中加入適量的食用油，放入洋蔥丁，翻炒至有香氣後，再加入高湯煮至洋蔥變軟。

3. 加入枸杞子，繼續煸炒幾秒鐘，使枸杞子稍微膨脹變軟。

4. 加入鮮蚵煮至半熟。

5. 將蛋液倒入鍋中，使雞蛋均勻覆蓋。

6. 繼續翻炒，待雞蛋稍微凝固後，用鏟子將蛋塊翻轉，兩面煎熟，最後撒上蔥花即可。

適應症：月經週期不規律

　　枸杞子味甘性平，《本草備要》記載能「潤肺清肝，滋腎益氣，生精助陽。補虛勞，強筋骨，去風明目，利大小腸」。枸杞子色赤屬火，能補精壯陽，中醫助孕處方「五子衍宗丸」裡就有使用枸杞子，因此古諺有云「出家千里，勿食枸杞」就是這個道理。鮮蚵又稱牡蠣，除了富含蛋白質，還有天然B群、鋅以及牛磺酸等，素有海中牛奶的稱號，鋅是荷爾蒙形成的重要營養物質，多食用鮮蚵可以**調節性荷爾蒙生成**。枸杞鮮蚵炒蛋是一道簡單而美味的家常菜，可以搭配米飯或麵食，也可以作為營養的早餐選擇。

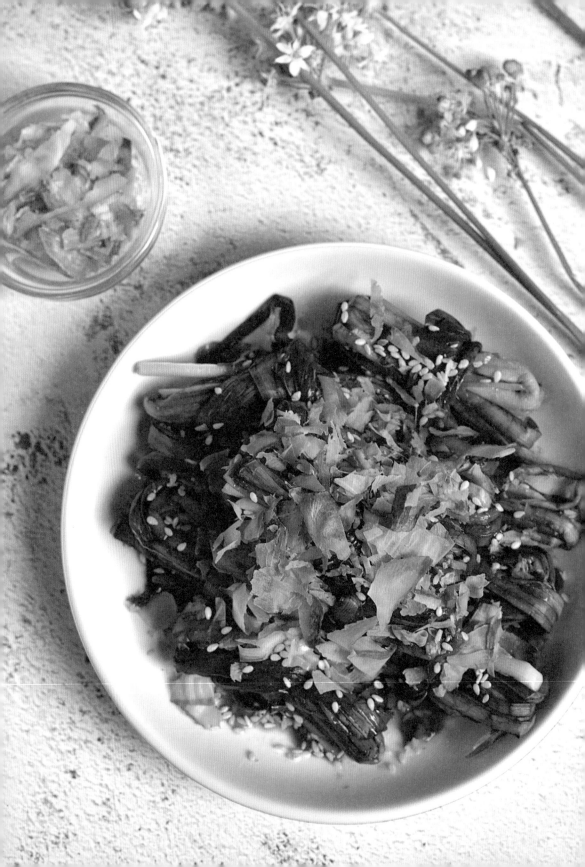

06 涼拌綠韭菜

[材料]

綠韭菜1把,約200至
250g
日式醬油1.5大匙
柴魚片10g
香油適量
白芝麻適量

[作法]

1. 韭菜洗淨後切分成白色的韭菜頭以及綠色的韭菜尾。

2. 平底鍋裡加少許水,中大火煮開,先燙煮韭菜頭約10至15秒,再把綠色尾端擺進去,續煮約2分鐘。

3. 撈出韭菜浸泡於冰涼開水中。

4. 瀝乾水分、韭菜切段擺盤,均勻淋上香油後再淋上日式醬油,撒上白芝麻、柴魚片即可食用。

適應症:防止卵巢提早退化

韭菜俗稱「壯陽草」、「起陽草」。《本草備要》中記載「入血分而行氣,歸心益胃,助腎補陽」。韭菜子「辛甘而溫,補肝腎,助命門,暖腰膝」。韭菜又為**肝之菜**,對於男性可以補肝腎助陽,對於女性則可以**補血暖子宮**。韭菜它所具有獨特的辛香味是因為內含豐富的硫化物,是優秀的抗氧化劑,能**預防細胞氧化、具有抗老功效**。

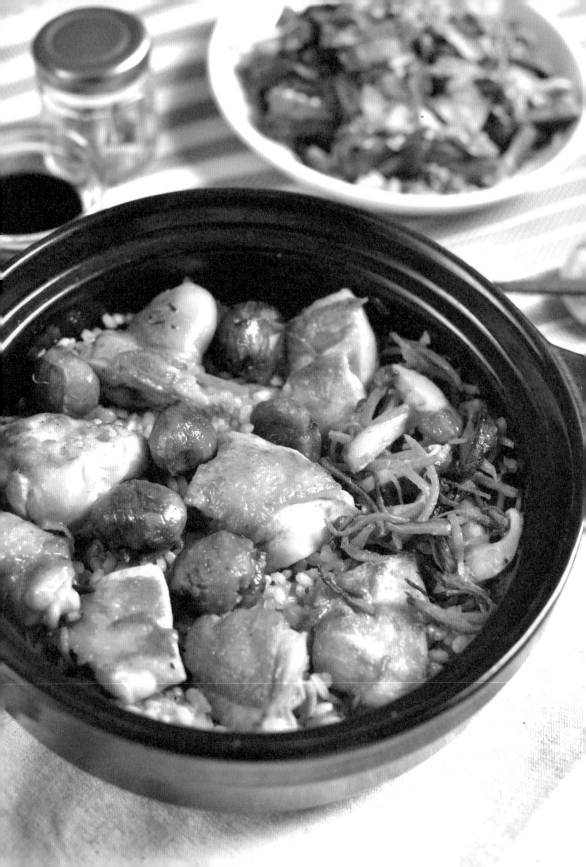

07 栗子炊飯

材料

去骨去皮雞腿排2片
生栗子200克
鮮香菇60克
胡蘿蔔50克
米2米杯
水2米杯
日式鰹魚醬油3大匙
味醂2大匙
鹽1/2小匙
胡椒粉適量

作法

1. 生栗子洗淨、雞腿排切適口大小、胡蘿蔔切絲、香菇洗淨切片。
2. 鍋子燒熱後放入少量油,加入雞腿排翻炒至雞肉半熟、表皮變白。
3. 放入胡蘿蔔、香菇炒勻,加入適量鹽與胡椒粉調味。
4. 米洗淨後放入電子鍋中,倒入等量的清水,鋪上炒好的雞肉與栗子。
5. 日式鰹魚醬油與味醂調勻後,均勻淋上,按下煮飯模式烹煮。
6. 烹煮完成後再悶15分鐘,開蓋拌勻即可。

適應症:防止卵巢提早退化

栗子性溫味甘平,為腎之果,《食療本草》中對栗子功效的描述有「主益氣,厚腸胃,補腎氣,令人耐飢」,因此栗子可以補氣調理腸胃,也具有**補腎**的功效。栗子屬於堅果,含有不飽和脂肪酸、膳食纖維、維生素 A、C、E,可以**潤腸通便、保護眼睛、美容抗老、保護心血管**,對女性健康的維持十分有益。

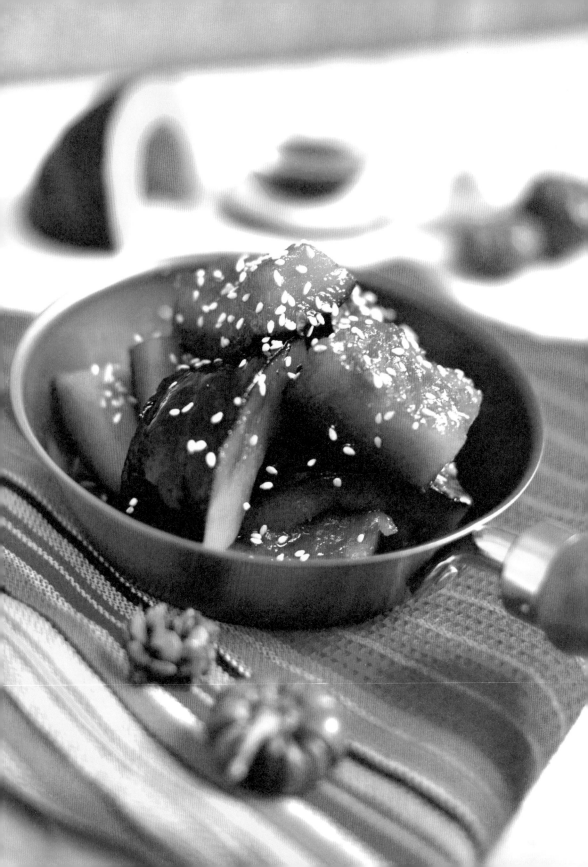

08 日式栗子南瓜佃煮

[材料]

栗子南瓜1顆
清酒40毫升
日式鰹魚醬油2大匙
砂糖1大匙

[作法]

1. 栗子南瓜連皮切塊放入鍋中，撒上適量砂糖靜置，待出水後烹煮較容易入味。

2. 倒入清酒，加熱至清酒蒸發。

3. 加入2杯清水約300毫升、砂糖、日式鰹魚醬油煮至醬汁收乾即可。

適應症：補氣血、抗老

　　南瓜又稱為金瓜、飯瓜，根據《本草綱目》記載，南瓜「甘，溫，無毒」，具有補中益氣功效，明朝之前就已經從南番傳入。南瓜在全世界廣泛被食用，融入各種中西方料理，而南瓜子可以作為零食及中藥材。《滇南本草》記載南瓜「橫行經絡，利小便」。中藥多使用南瓜子化痰、驅蟲。南瓜子富含鋅，對男性而言，多攝取可以預防攝護腺肥大、利小便。吃南瓜時最好連皮帶籽一起食用，可攝取到較多的微量元素鈷與鋅，有利於紅血球生成，因此有「**南瓜為補血之妙品**」的說法。南瓜富含 β 胡蘿蔔素、維生素 C、E 等抗氧化成分，具有抗老的功效。含膳食纖維對腸道有益，也能幫助人體提高免疫力。

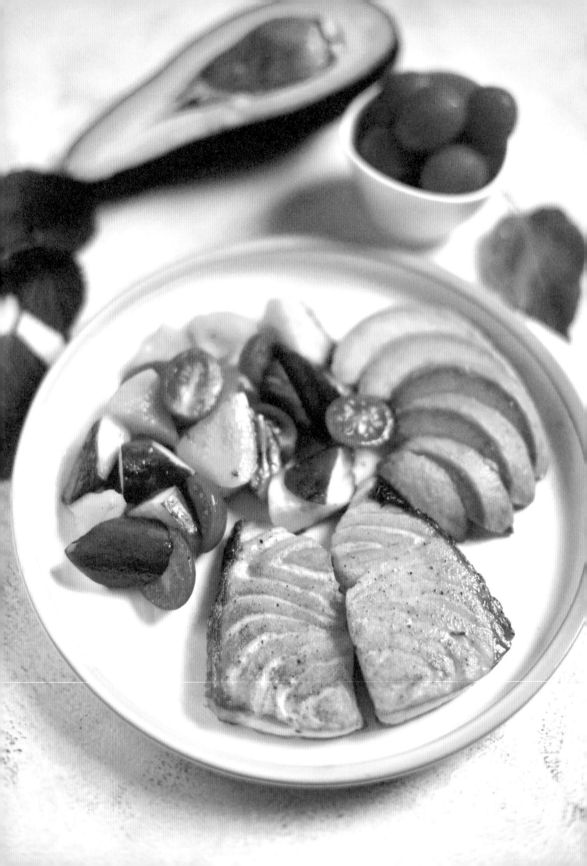

09 酪梨鮭魚

材料

酪梨半顆
鮭魚菲力1片
小番茄10顆
小黃瓜1條
黃甜椒1顆
洋蔥半顆
鹽
胡椒
檸檬汁
麵粉適量

作法

1. 酪梨去皮、心，切塊淋上檸檬汁避免變色。
2. 小番茄對半切，小黃瓜、黃甜椒切塊，洋蔥切片備用。
3. 鮭魚切厚片抹少許鹽、沾少許麵粉備用。
4. 起油鍋，先將鮭魚煎至半熟後，再加入洋蔥、番茄、小黃瓜、黃甜椒炒熟
5. 加入鹽、胡椒調味後，最後再放入酪梨拌勻即可。

35+女性

45+女性

55+女性

適應症：抗老化、調節女性荷爾蒙

　　酪梨或稱鱷梨、原產於中南美洲，因其果肉柔軟富含脂肪且色黃近似奶油，又稱為牛油果。酪梨雖然外觀像水果，但在食物分類裡卻是屬於脂肪類，根據台灣食品成分資料庫的資料顯示，酪梨脂肪所含有的飽和脂肪約占29%，單元不飽和脂肪約占53%，多元不飽和脂肪約占18%。單元與多元兩種不飽和脂肪加起來約占總含量的71%，不飽和脂肪能夠降低膽固醇，因此酪梨是有益心血管的食物。

　　脂肪也是合成荷爾蒙相當重要的營養素，當油脂攝取不足會引起荷爾蒙紊亂，導致月經失調，這很常見於極端減重、脂肪攝取不足的女性，因此維持卵巢健康也要適度補充脂肪。酪梨同時還含有多酚、類黃酮類等植化素，可幫助抗氧化、消除人體內不好的自由基。因此酪梨被認為具有**抗老美容、提高免疫力、補充能量**等功效。

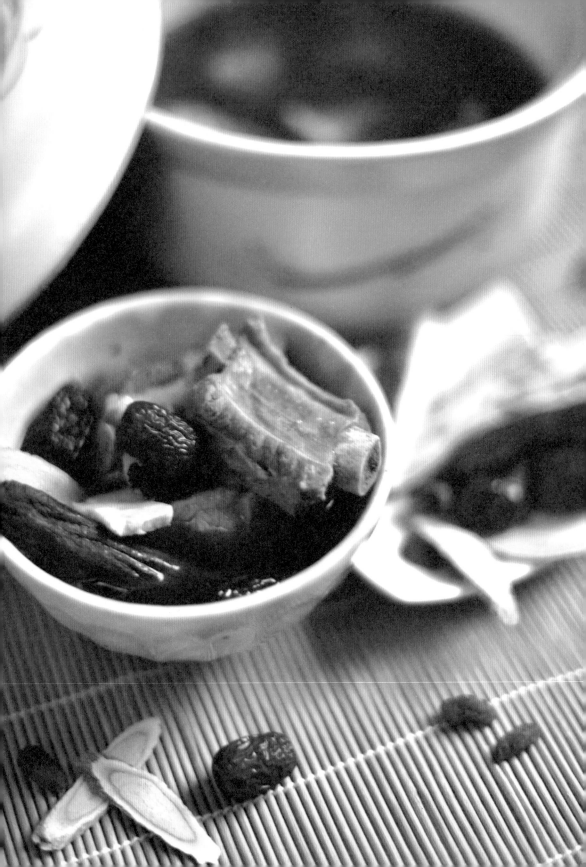

⑩ 十全大補湯

[材料]

人參6克	肉桂5克
黃耆10克	生薑10克
炒白朮10克	枸杞子10克
茯苓10克	生甘草15克
當歸10克	紅大棗15枚
川芎3克	豬排骨500克
熟地黃10克	鹽適量
白芍5克	

作法

1. 將豬排骨洗淨，放入沸水中煮滾，撇去浮沫，繼續煮沸約3分鐘。然後將排骨取出，用清水洗淨備用。

2. 取一湯鍋，加入足量的清水，放入豬排骨及所有中藥材，將火調至中小火，蓋上鍋蓋燉煮約2小時，直到排骨熟軟且湯汁濃郁。

3. 根據個人口味加入適量的鹽調味即可。

適應症：補氣血、調節荷爾蒙

　　十全大補湯出自於《太平惠民和劑局方》，是由四物湯加上四君子湯再加上黃耆、肉桂所組成，方中當歸、川芎、白芍、熟地為四物，具有補血調經的功效，能補血兼活血，是婦科常用方。人參、茯苓、白朮、甘草為四君，具有益氣補中，健脾養胃的功效，是治療脾胃氣虛、倦怠無力的處方；加上黃耆補氣升陽，肉桂溫補命門。所謂的命門指的是生命之門，不是有形的器官，現代醫學解釋命門應該類似於人體的內分泌系統，包括人體腦下垂體——甲狀腺軸、腦下垂體——腎上腺軸、腦下垂體——性腺軸的功能相關。而肉桂味辛甘，性熱。歸脾、腎、心、肝經，能夠溫經通脈、補火助陽。常用治腎陽不足，命門火衰的造成的男性陽痿、女性宮冷不孕，是男女助孕的常用藥材。十全大補湯**能夠改善貧血、增強免疫功能**，適用於長期貧血、產後、術後、病後體虛之調理。十全大補湯氣血雙補的功效也可以**預防卵巢早衰**的發生。

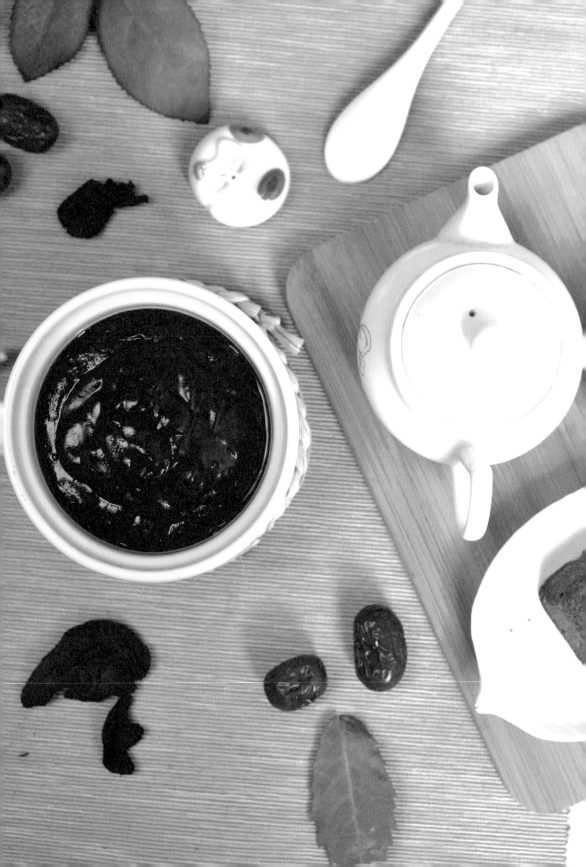

⑪ 黃精紅棗糊

[材料]

黃精30克
紅棗15顆
黑糖適量

[作法]

1. 黃精用清水浸泡30分鐘至軟化，然後切成薄片備用。

2. 紅棗用清水洗淨，去掉核，備用。

3. 鍋中加入適量水，將黃精片放入鍋中，用中小火煮20分鐘，直至黃精軟化。

4. 加入紅棗和適量的黑糖，繼續用中小火慢煮15分鐘，直到紅棗變軟，黑糖融化。

5. 關火後待涼，倒入食物料理機，將黃精紅棗煮糊，打成更細膩的糊狀即可食用。

適應症：抗衰老、美容

黃精在《本草備要》中記述了這樣一個故事，有一位婢女，在主人家受虐待後逃到山中躲藏，沒有食物只能拔草根果腹，沒想到吃了之後不但容貌變美、不會感到飢餓、還能身輕如燕地躲過追捕，後來發現婢女吃的植物就是黃精。過去仙家以為黃精為靈芝類的植物，故有服之長生的說法。黃精味甘性平，歸脾、肺、腎經。具有補中益氣、安五臟、益脾胃、潤心肺、填精髓、助筋骨、除風濕的功效，現代藥理學發現具有**增強免疫力、抗衰老、抗疲勞、加速新陳代謝及降血糖**的作用。

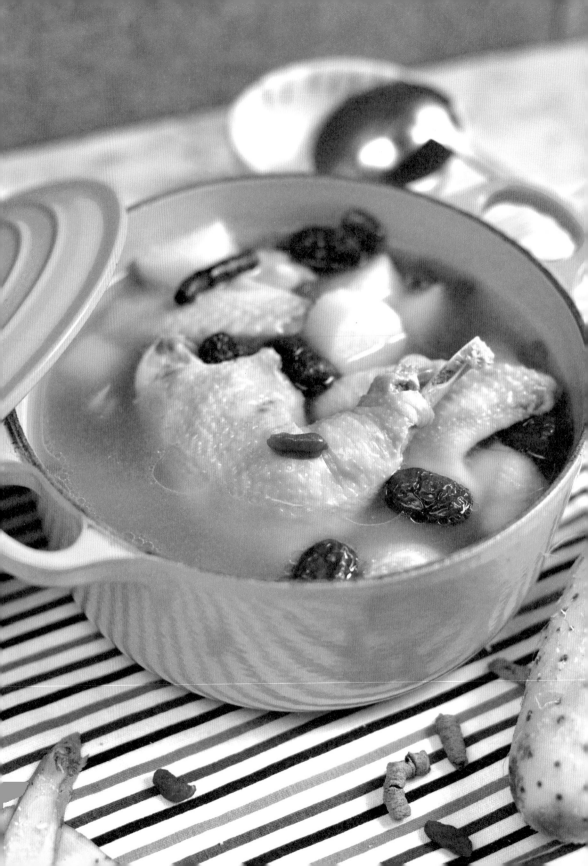

⑫ 巴戟天燉雞湯

材料

雞肉半隻
生山藥 300 克
巴戟天 20 克
枸杞子 10 克
紅棗 15 枚
生薑片 20 克
米酒、鹽適量

作法

1. 雞洗淨，切塊備用。

2. 生山藥去皮切塊備用。

3. 巴戟天用清水洗淨、浸泡於米酒中備用。

4. 鍋中加入適量清水，放入雞塊和生薑片，加入適量米酒煮沸，撈去浮沫。

5. 將泡軟的巴戟天加入鍋中，小火燉煮 1 小時，直到雞肉熟爛。

6. 最後加入生山藥、枸杞子、紅棗，再燉煮 20 分鐘。

7. 關火後，加入適量鹽調味即可。

適應症：調節荷爾蒙

　　巴戟天味甘辛、性微溫，歸腎、肝經。具有補腎陽、強筋骨、祛風濕的功效。經常用於腎陽虛弱的陽萎、男女不孕症，女性月經不調、下腹冷痛等。巴戟天常用於浸泡中藥酒，長期服用調理腎虛引起的腰膝酸軟、陽痿早洩等問題。現代藥理研究，巴戟天含有植物固醇、黃酮類化合物，能夠**調節荷爾蒙**，具有促進腎上腺皮質激素作用。巴戟天中的水晶蘭苷（monotropein）能**抗炎鎮痛**，近年發現**對抗骨質疏鬆**也有一定程度的助益，呼應古典中醫巴戟天「祛風濕、強筋骨」的作用。

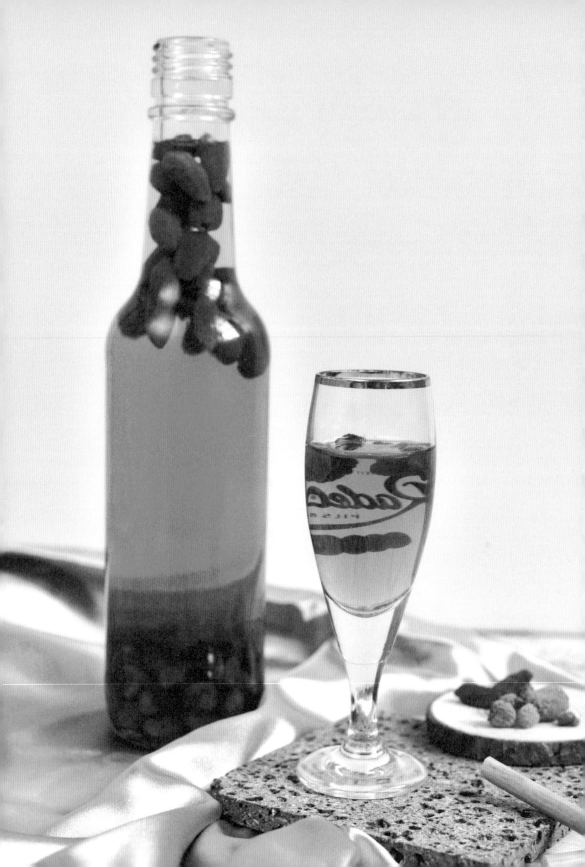

⑬ 覆盆子酒

材料

乾燥覆盆子50克
乾燥枸杞子20克
白酒500毫升（可選擇適
合個人口味的白酒）

作法

1. 將乾燥的覆盆子放入乾淨且完全乾燥的玻璃容器中。
2. 倒入白酒，確保覆盆子完全浸沒於酒中。
3. 蓋緊容器或瓶子，放置在陰涼乾燥的地方，避免陽光直射。在泡製期間，每隔一段時間可以輕輕搖動容器或瓶子，以促進覆盆子和白酒的充分融合。
4. 靜置發酵和浸泡至少3個月，以便覆盆子的香氣充分滲入白酒中。

適應症：抗老化、調節荷爾蒙

覆盆子味甘酸、性微溫，歸肝、腎經。具有益肝腎、固精、縮小便、明目的功效，還能改善因腎虛造成的不育不孕、遺精、尿頻等症狀。《藥性論》中記載「男子腎精虛竭陰痿，能令堅長，女子食之有子。」是男女助孕的常用中藥材。覆盆子豐富的花青素、維生素 C、維生素 E 以及黃酮類物質，有助於**對抗人體內的自由基，達到抗衰老的效果**，所以《別錄》中記載覆盆子「益氣輕身，令髮不白」。覆盆子還富含礦物質鈣、鎂、銅、鋅、鐵，若用於製作藥酒，可以藉由酒精萃取出更豐富的營養物質，不僅提升人體吸收率，也提高覆盆子的保健價值。

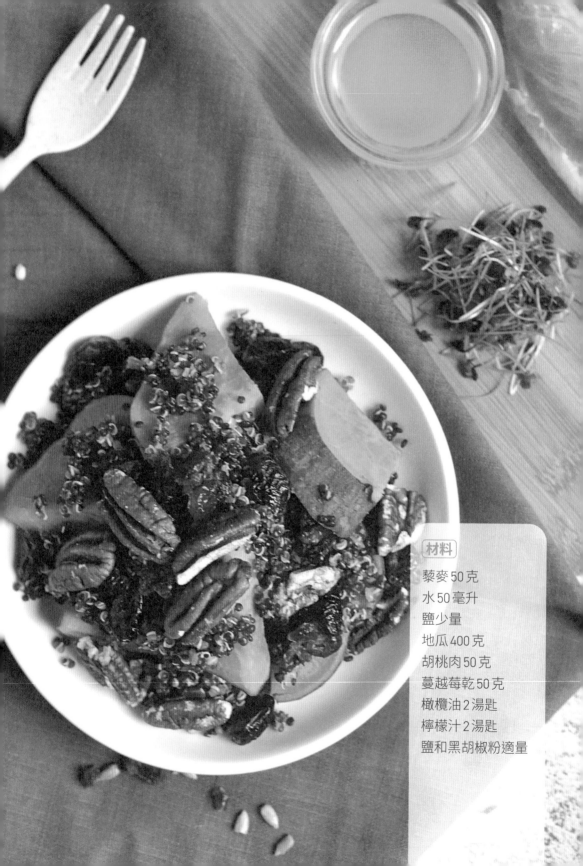

材料

藜麥 50 克
水 50 毫升
鹽少量
地瓜 400 克
胡桃肉 50 克
蔓越莓乾 50 克
橄欖油 2 湯匙
檸檬汁 2 湯匙
鹽和黑胡椒粉適量

(14) 藜麥胡桃溫沙拉

作法

1. 將藜麥放在濾網中，以清水沖洗1至2分鐘。

2. 將洗淨的藜麥放入電子鍋內鍋，加入水、鹽，選白飯模式煮熟備用。

3. 地瓜外皮洗淨蒸熟後，切塊備用。

4. 將胡桃用烤箱烤出香氣後，切碎備用。

5. 取一個沙拉碗加入地瓜，視個人喜好添加適量藜麥、胡桃、蔓越莓乾稍微拌勻。

6. 另一個小碗中，混合橄欖油、檸檬汁、鹽攪拌均勻。

7. 將混合的油醋醬倒入沙拉碗中，稍微攪拌均勻，最後撒上適量黑胡椒調味。

適應症：抗老化、調節荷爾蒙

　　胡桃在《本草備要》中記載「味甘氣熱，屬水入腎，通命門，利三焦。溫肺潤腸，補氣養血。」《醫學衷中參西錄》認為核桃有良好的補腎功效「故能固齒牙、烏鬚髮，治虛勞喘嗽、氣不歸元、下焦虛寒、小便頻數、女子崩帶諸證。」胡桃屬堅果類，富含亞油酸甘油酯，因此熱量較高，100克的胡桃熱量有654大卡，多食胡桃可增加體重，因此有「食之令人肥健」的說法，而優質的油脂也可以**調節荷爾蒙的分泌，調整卵巢功能**。胡桃含有核黃素、胡蘿蔔素、維生素E以及微量的鈣、磷、鐵等，具有良好的**抗氧化、美容、抗衰老**功效，也難怪古籍記載可以「潤膚，黑髮」。藜麥胡桃溫沙拉富含植物性膳食纖維以及植物性油脂，檸檬汁則為沙拉提供了清爽的酸度。可以作為健康的主食或早餐，也適合素食者食用。

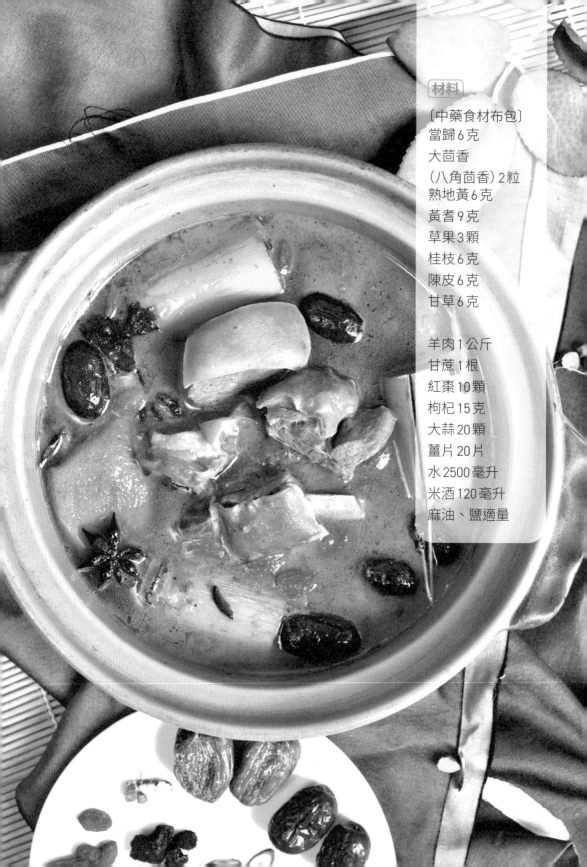

〔材料〕

〔中藥食材布包〕
當歸6克
大茴香
（八角茴香）2粒
熟地黃6克
黃耆9克
草果3顆
桂枝6克
陳皮6克
甘草6克

羊肉1公斤
甘蔗1根
紅棗10顆
枸杞15克
大蒜20顆
薑片20片
水2500毫升
米酒120毫升
麻油、鹽適量

⑮ 藥膳羊肉爐

作法

1. 羊肉去除多餘脂肪以及筋膜可減少腥味，將切塊後的羊肉完整浸泡於米酒約20分鐘去腥。

2. 用中小火起油鍋，爆香薑片至焦黃後加入羊肉繼續翻炒。

3. 翻炒羊肉至表面微焦黃，加入麻油、大蒜繼續炒香

4. 炒鍋內的食材移轉至燉鍋內，加入中藥包、甘蔗、紅棗、水、米酒100毫升，以中小火燜煮1.5小時後加入枸杞子，轉小火再燉煮半小時。

5. 食用前再加入20毫升米酒及食鹽調味即可。

適應症：補氣血改善經痛、提高性慾、強化卵巢功能

中藥的茴香有兩種：小茴香與大茴香，小茴香為繖形科草本植物茴香的成熟果實。《本草備要》記載「小茴辛平，理氣開胃，亦治寒疝，食料宜之」。大茴香，俗稱八角茴香或八角，為木蘭科植物八角茴香的果實。《本草備要》中記載「大茴辛熱，入腎膀胱。暖丹田，補命門，開胃下食，調中止嘔。療小腸冷氣，癩疝陰腫，乾溼腳氣。」茴香歸肝、腎、脾、胃經，主要的成分茴香油具有開胃助消化的功效，增強胃腸運動。

大小茴香不但入藥，也經常用於食物調味。茴香精油在芳香療法中是用來改善女性經痛及提高性慾，和中醫「暖丹田，補命門」，的功效不謀而合。大茴香具有調肝的功效，能夠**治療肝經受寒的下腹冷痛**，搭配當歸、桂枝、羊肉還能改善衝任二脈虛寒的痛經。搭配熟地、枸杞子**加強補肝腎、強化卵巢功能**。這帖藥膳羊肉爐適合經期子宮冷痛、性慾低下的女性食用。

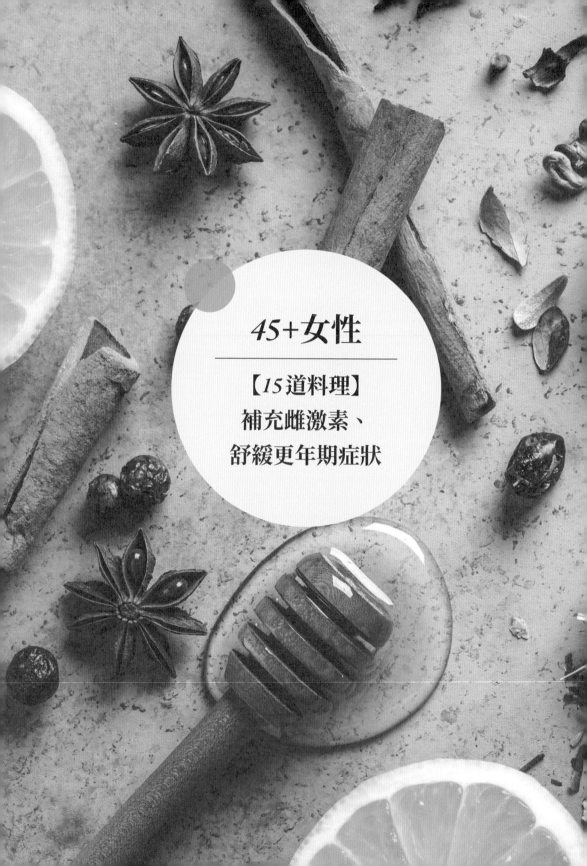

45+女性

【15道料理】
補充雌激素、
舒緩更年期症狀

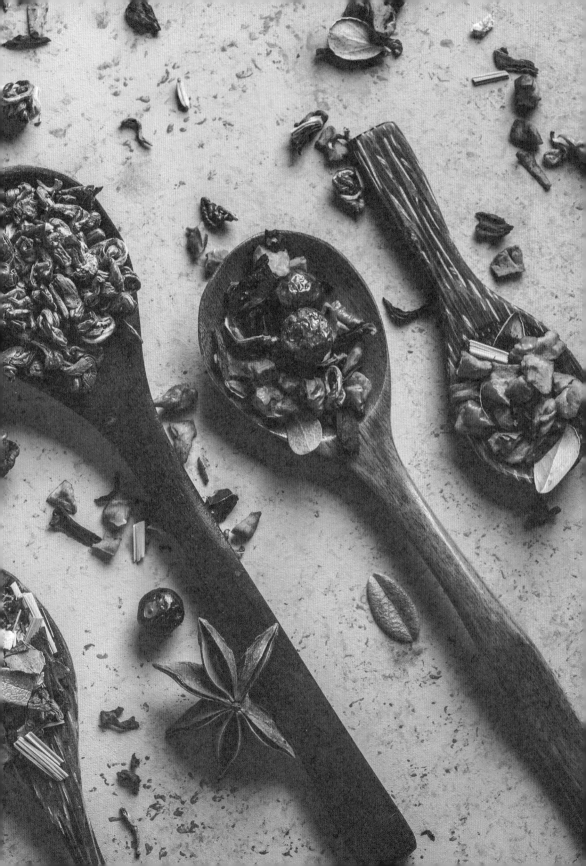

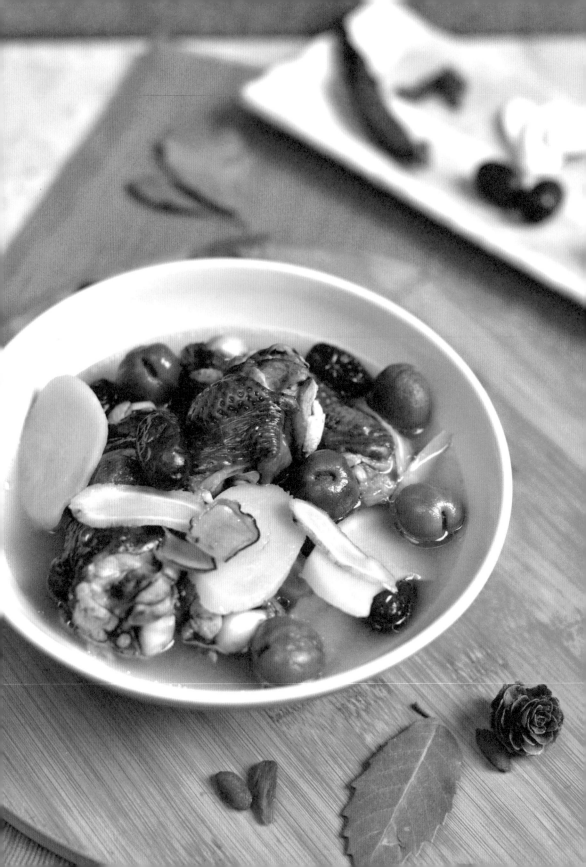

01 人參鹿茸雞肉湯

[材料]

烏骨雞半隻
高麗參 20 克
鹿茸片 20 克
淮山藥 40 克
桂圓肉 20 克
紅棗 20 枚
米酒、鹽適量

[作法]

1. 烏骨雞洗乾淨切塊，川燙去除血水和雜質。

2. 加入清水約 2000 毫升，將烏骨雞及所有中藥材置入鍋中，以中火煮至沸騰。

3. 轉小火燉煮約 60 分鐘，起鍋前加入少量米酒、鹽調味即可。

適應症：手腳冰冷

　　鹿茸是雄鹿尚未骨化且密生茸毛的幼角，可以直接加工為鹿茸片、鹿茸粉或提煉成鹿角膠使用。鹿茸味甘鹹性溫，歸腎、肝經，具有**壯腎陽、益精血、強筋骨**的功效。鹿茸的有效成分為鹿茸精，能提高身體功能、降低疲勞、促進造血功能、增加免疫以及對抗衰老。常用於治療腎陽不足造成的男性陽萎早泄，或者女性宮寒不孕，是助孕的常用藥材，也可改善老年人尿頻不禁，頭暈耳鳴，腰膝酸痛，肢冷神疲等症狀。

　　人參鹿茸雞肉湯參茸同用，鹿茸補腎壯陽，人參大補元氣，適合腎陽虛衰、體質虛寒的女性長期調理。

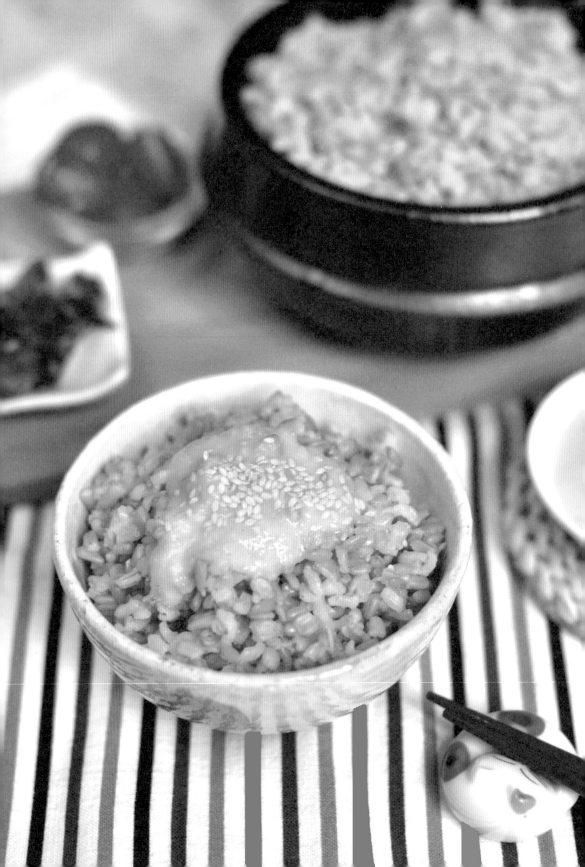

02 山藥麥飯

【材料】

燕麥2杯
白米1杯
柴魚片10克
日本山藥半根
味噌、鹽、
白芝麻適量

【作法】

1. 電鍋內鍋加入燕麥2米杯、白米1米杯、清水450毫升，外鍋加入3杯清水煮成燕麥飯。

2. 在一鍋中加入清水100毫升，煮開後關火，丟入柴魚片，過濾柴魚片後成為柴魚湯汁。

3. 山藥洗淨去皮，用小缽研磨成泥狀，加入柴魚汁、味噌、鹽調味後取出放入碗中成為山藥泥。

4. 食用時將山藥泥放在熱飯上，灑上白芝麻即可食用。

適應症：熱潮紅

山藥味甘性平，歸脾、肺、腎經。根據《本草綱目》記載具有「益腎氣，健脾胃，止泄痢，化痰涎，潤皮毛。」的功效，山藥的有效成分為薯蕷皂苷，具有滋補強壯、幫助消化、止咳化痰和調節血糖等作用，中藥常用補腎方「六味地黃丸」中就含有山藥。有趣的是，山藥的成分中並不直接含有女性荷爾蒙，但「薯蕷皂苷」是女性荷爾蒙的前驅物質，也就是坊間說的「**植物性雌激素**」，所以山藥具有**調節女性荷爾蒙**的作用。

山藥的黏滑成分是黏蛋白，但在加熱之後會被破壞，因此山藥在食用上要注意，若是養陰滋潤宜涼拌生食，健脾止瀉宜炒熟或入湯類料理。山藥的品種眾多，日本山藥纖維較細，適合生食，本產山藥纖維較粗，適合入燉湯進補。尤其針對更年期女性，能**緩解皮膚黏膜乾燥、熱潮紅**等症狀，涼拌食用非常適宜。

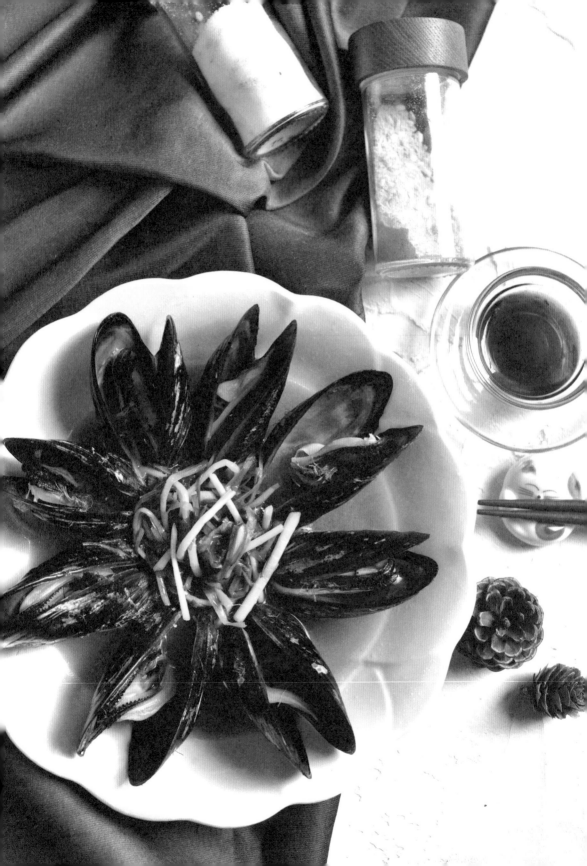

03 黃酒貽貝

材料

貽貝（淡菜）60克
韭菜 120克
黃酒 20毫升
鹽適量

作法

1. 淡菜洗淨、韭菜洗淨切段備用。

2. 起一油鍋，加入洗淨的淡菜速炒片刻，再加2碗水煮沸。

3. 倒入洗淨切好的韭菜和黃酒，煮至韭菜熟透、加入鹽調味即可。

適應症：腎陽虛造成的性慾低落、手腳冰冷

淡菜味甘鹹性溫，《本草備要》記載「補五臟，益陽事，理腰腳氣。治虛勞傷憊，精血衰少，及吐血久痢。又能潤肺化痰，止嗽滋陰。」淡菜是良好的蛋白質來源，所含的脂肪大部分是不飽和脂肪酸，尤其是 Omega-3，對心血管健康有益。淡菜含有維生素 A、B、C、D、E 以及豐富的礦物質，包括鈣、鎂、鐵、鋅、硒等，對於**抗氧化、改善血管功能以及調節荷爾蒙分泌**有所助益。淡菜搭配俗稱「起陽草」的韭菜能溫腎助陽，可以改善**更年期腎陽虛造成的性慾低落、手腳冰冷**等症狀。

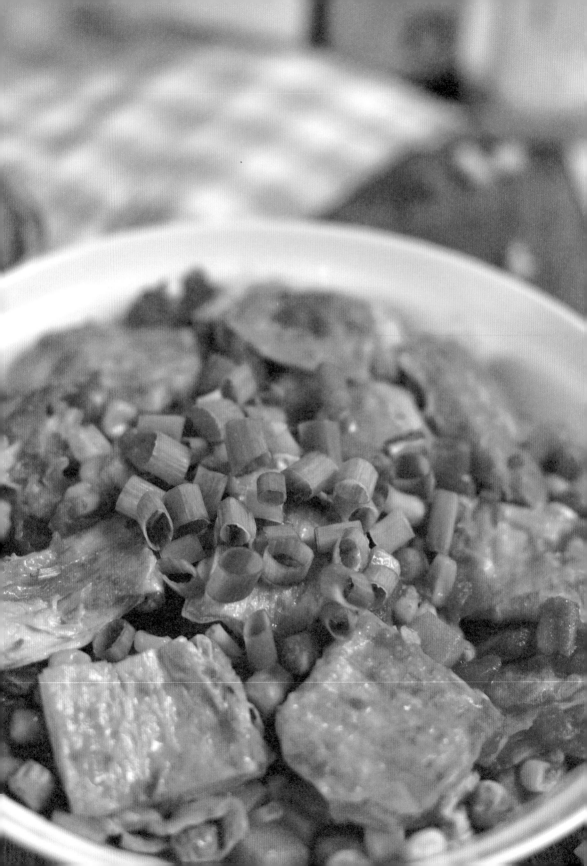

04 三色豆皮

材料

紅番茄2顆
青蔥2根
生豆皮2大片
三色豆200克
橄欖油、糖、海鹽適量

作法

1. 將紅番茄洗淨去蒂後一顆切適口大小、另一顆切碎備用。
2. 青蔥洗淨後切成蔥白段及綠蔥花備用。
3. 豆皮切小塊備用。
4. 橄欖油倒入鍋中，先將蔥白放入鍋中爆香，再放入番茄、豆皮、三色豆、適量水分及鹽、糖調味。
5. 均勻拌炒後熬煮5分鐘，最後加入蔥花即可。

適應症：補充雌激素、減緩骨質疏鬆

我們平常在加熱豆漿時會發現表面浮現一層薄膜，這是豆漿中的蛋白質因高溫凝結而成，將這些薄膜集合乾燥後就成了軟嫩好吃的的豆皮。豆皮屬於黃豆製品，因此黃豆有的優點他都有，多吃豆皮可補充蛋白質、維生素E、鈣、鎂、鐵等多種礦物質，是相當營養的食材。

豆皮中同樣含有大豆異黃酮，能改善女性更年期不適，以及預防骨質疏鬆症。和同重量的傳統豆腐相比，豆皮的含水量較低，蛋白質含量較高，為傳統豆腐的三倍，同時維生素、礦物質含量也相當豐富。但豆皮的熱量是傳統豆腐的兩倍之多，更年期女性可以選擇豆腐、豆皮交替食用，避免攝取過多熱量。

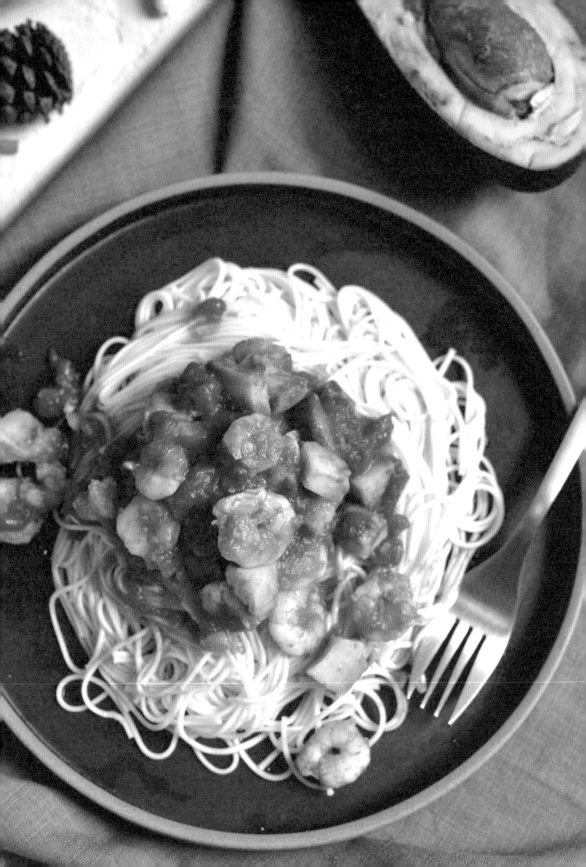

05 鮮蝦麵線

材料

蝦仁 150 克
牛番茄 1 顆
酪梨半顆
大蒜 3 顆
味醂 1 大匙
鰹魚醬油 1/2 大匙
日式高湯 50 毫升
麵線 1 把

作法

1. 麵線煮熟後置於盤中備用。

2. 牛番茄去蒂頭切丁、酪梨去皮核切丁備用。

3. 起一油鍋加入大蒜爆香、再加入蝦仁、番茄、味醂、高湯共煮，待蝦仁熟透後，加入酪梨拌勻即完成醬汁。

4. 將醬汁淋在麵線上即可食用。

適應症：腎陰虛造成的性慾低落、熱潮紅

　　蝦味甘性溫，根據《本草備要》記載，具有「託痘瘡，下乳汁，吐風痰，壯陽道」的功效。蝦味甘鮮美，自古以來就是宴席上的佳餚，同時具有滋養功效，對於產後婦女母乳不足，多吃蝦可以使婦人乳汁豐足，可發奶。蝦肉質鬆軟好吸收，且具有高蛋白、低脂肪的的特性，適合各年齡層體質虛弱之人補充營養。古籍上記載蝦具有壯陽效果。蝦肉富含維生素 B12 以及礦物質硒、鋅、銅等，這些營養成分對於**維持身體健康和調節荷爾蒙**非常重要。鮮蝦麵線適合更年期性慾低落、荷爾蒙低下，且容易感到燥熱、熱潮紅的女性食用。但對甲殼類海鮮過敏以及正在發痘瘡、濕疹、蕁麻疹者不宜食蝦。

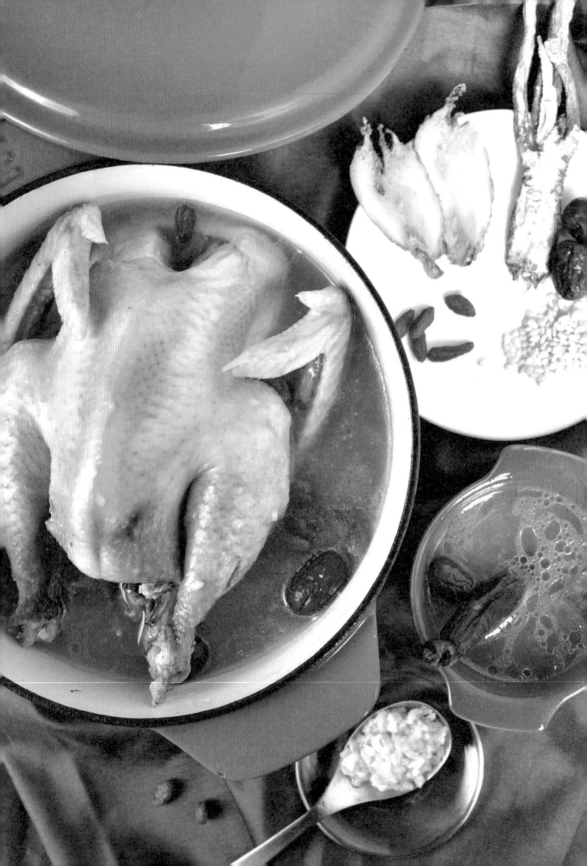

06 人參糙米雞湯

材料

人參 15 克
當歸 15 克
枸杞 15 克
紅棗 10 粒
土雞 1 隻
糙米 1/3 杯
生薑、米酒適量

作法

1. 將人參、當歸置於燉鍋，加 900 毫升的水，燒開後以小火熬煮約 30 分鐘後，過濾取湯汁備用。

2. 土雞去內臟洗淨，放入電鍋內鍋，倒入中藥湯汁，以及糙米、枸杞、紅棗、生薑、米酒，再加入適量清水，因為糙米吸水後會膨脹，可視個人喜好調整水量。

3. 內鍋加蓋，電鍋外鍋加入 750 毫升的水蒸熟，之後加入適量鹽調味。

適應症：疲勞、記憶力衰退

　　人參在《神農本草經》中歸為上品，能夠「補五臟，安精神，定魂魄，止驚悸，除邪氣。明目開心益智。久服輕身延年。」人參是非常強效的補氣藥，《神農本草經》中描述有「久服輕身延年」的中藥材，經過現代藥理學研究都有極佳的抗氧化、抗衰老的功效。有一帖中藥「獨參湯」就是單用大量的人參濃煎後服用，能大補元氣、加強心臟功能、預防因為疲勞造成的虛脫現象，改善手腳冰冷、陽氣衰弱的症狀。

　　人參最重要的有效成分為人參皂苷（Ginsenoside），現代藥理研究人參能增強大腦的神經活動，提高精神與專注力，因此有「益智」的功效。人參皂苷也能**增強性腺機能，有促進性荷爾蒙分泌**的作用。人參糙米雞湯能**大補氣血，是適用於貧血、疲勞、手腳冰冷、男女性荷爾蒙低下**的藥膳調理。

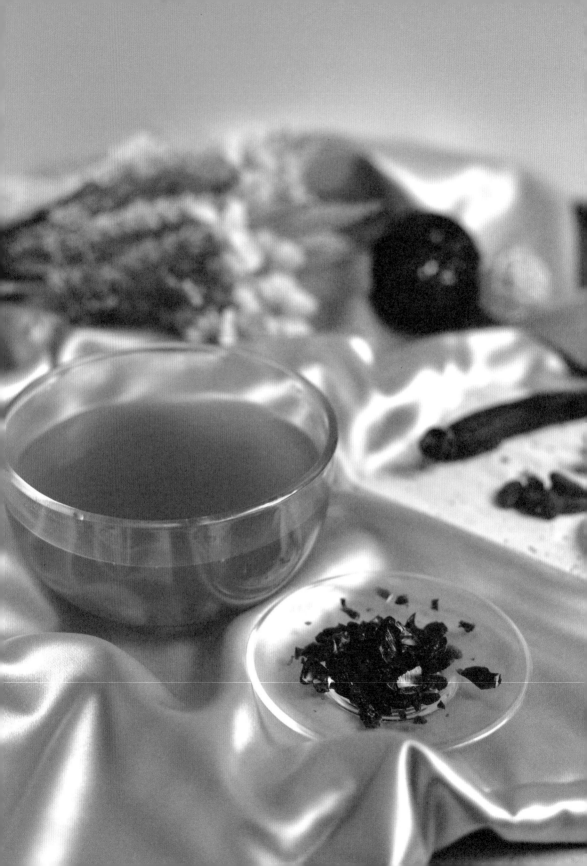

07 人參鹿角膠飲

材料

鹿角膠 5 克
人參 5 克
枸杞子 10 克
乾薑 3 克

作法

1. 鹿角膠塊可請蔘藥行打成粉狀或打成塊狀備用。

2. 將人參、枸杞子、乾薑置於燉鍋中,加入 800 毫升的水,中小火燉煮 40 分鐘,過濾出藥汁備用。

3. 趁熱將鹿角膠加入藥汁中,慢慢攪拌等待膠體完全融化後即可食用。

適應症:月經紊亂、淋漓出血

　　鹿角膠是梅花鹿或馬鹿的鹿角經過長時間煎煮濃縮而成的固體膠。鹿角膠味甘、鹹,性溫,歸肝、腎經。能夠溫補肝腎、益精血,治療腎陽虛弱、精血不足所造成的虛勞腰痛,男子陽痿滑精,婦女子宮虛冷、崩漏、陰道分泌物過多等婦科病。同時也具有止血的功效,可以治療吐血、咳血、尿血等各種出血。

　　在《本草經集注》提到鹿角膠搭配人參可以大補元氣,具有益氣壯陽的功效。人參鹿角膠飲適合**男女性功能衰退**,以及輔助更年期女性**因荷爾蒙低下所造成的月經不規律或大量出血**。

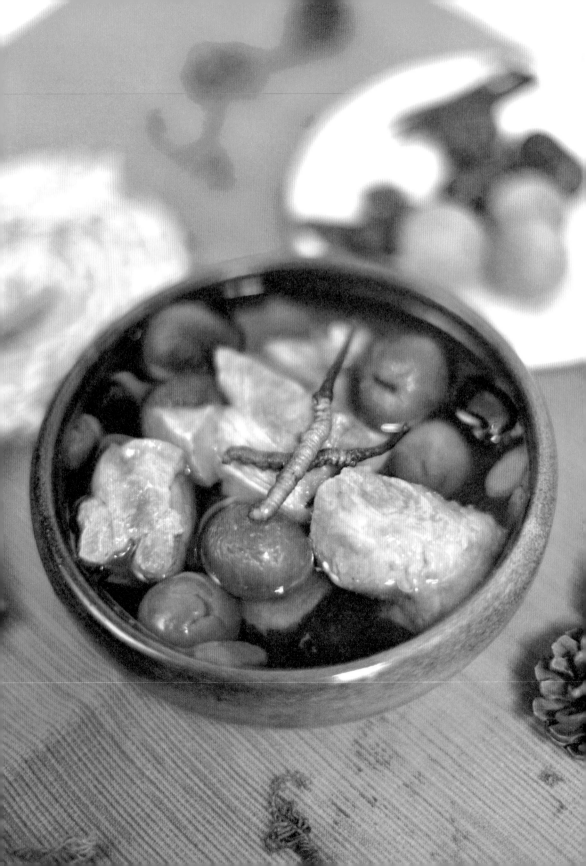

08 冬蟲夏草燉湯

材料

冬蟲夏草4隻
桂圓6枚
枸杞子10克
去籽紅棗5顆
豬瘦肉100克
水250毫升

作法

1. 豬瘦肉切塊，放入鍋中加冷水蓋過豬肉，加熱至水滾，將豬肉洗淨撈出備用。
2. 冬蟲夏草放入清水中稍微清洗表面灰塵泥土。
3. 將所有中藥材放入燉盅，加入250毫升清水，隔水燉煮1.5小時，最後加鹽調味即可。

適應症：性慾低下

冬蟲夏草味甘平，歸肺、腎經。《本草備要》中記載「保肺益腎，止血化痰，已勞嗽」。而《藥性考》記載冬蟲夏草「祕精益氣，專補命門」。一般認為冬蟲夏草有益腎壯陽、補肺平喘的功效，可以治療腎虛腰痛，陽萎遺精。目前在動物研究中發現冬蟲夏草可促進雄性荷爾蒙分泌，對性功能紊亂有調節恢復的作用。目前還發現冬蟲夏草具有**抗癌、抗菌、抗病毒、抑制血栓形成、降低膽固醇**等多重作用。

由於氣候變遷，造成冬蟲夏草產量大幅減少，因此成為高價藥材，坊間也出現許多仿冒品，因此在購買時一定要辨別真偽。

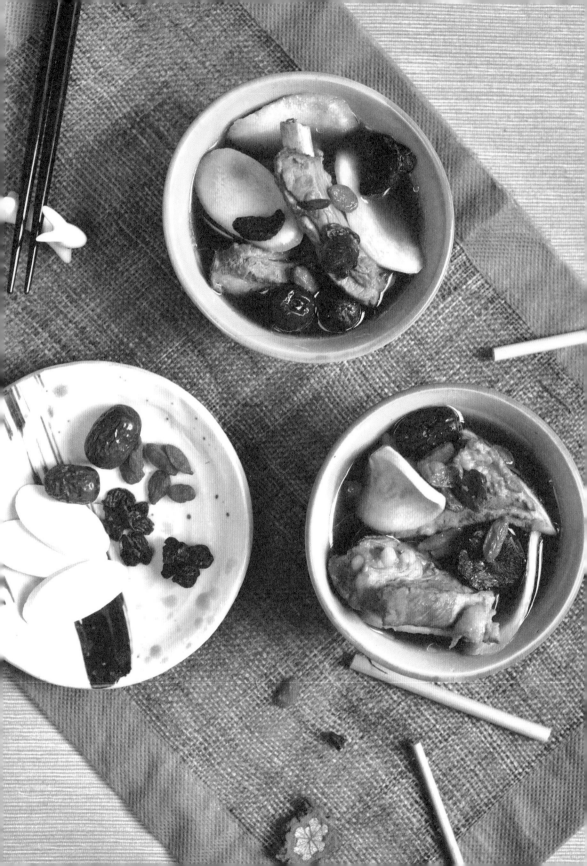

09 山茱萸排骨湯

材料

豬排骨 300 克
熟地黃 15 克
酒蒸山茱萸 8 克
淮山藥 12 克
枸杞子 12 克
紅棗 15 枚
水 4 碗
鹽適量

作法

1. 豬排骨川燙洗淨後備用。

2. 將中藥材與豬排骨放入燉鍋中煮滾，再改用小火燉煮 1 個小時，最後加鹽調味即成。

適應症：腰膝痠軟

　　山茱萸辛溫味酸濇。《本草備要》記載「補腎溫肝，固精祕氣，強陰助陽。安五臟，通九竅，暖腰膝，縮小便。」山茱萸微酸溫質潤，是溫和的補益藥，補而不燥，既能補陰，又能補陽，為補益肝腎之要藥。山茱萸排骨湯中的熟地黃、山茱萸、淮山藥是中醫男女更年期的常用處方「六味地黃丸」其中的三味重要藥材，熟地黃能滋補腎陰，壯水制火；山茱萸能養肝補腎，固濇精氣；淮山藥健脾益腎，養陰補氣，許多調理月經週期以及助孕的處方都是以六味地黃丸作為加減化裁。

　　山茱萸排骨湯能改善因為**肝腎陰虛造成的腰膝痠軟、頭目眩暈、耳鳴耳悶**。

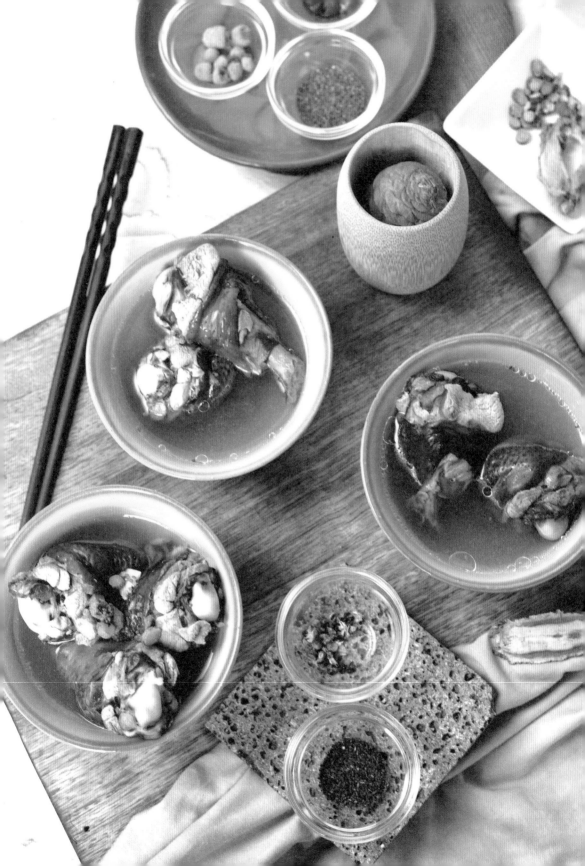

⑩ 五子烏骨雞

材料

當歸10克　　生甘草10克
枸杞子20克　烏骨雞塊500克
菟絲子6克　　生薑8片
覆盆子6克　　米酒1大匙
韭菜子6克　　鹽適量
車錢子6克

作法

1. 將當歸、枸杞子、菟絲子、覆盆子、韭菜子、車錢子、生甘草置入燉鍋內，加水6碗，水滾後以小火熬煮約30分鐘，之後過濾取湯汁備用。

2. 烏骨雞塊狀洗淨，川燙後放入燉鍋，倒入藥湯，放入生薑再加適量的水，以淹蓋雞肉為度。燉鍋加蓋，放入電鍋蒸熟後加米酒及鹽調味即可。

適應症：性機能減退

　　烏骨雞味甘性平，最能補虛勞。雞的品種繁多，但《本草備要》特別將「烏骨雞」與其他的「雞」區隔開來，分屬兩種不同的藥材，可見自古以來對於烏骨雞的重視。《本草備要》記載「雞屬木，而骨黑者屬水，得水木之精氣，故能益肝腎，退熱補虛」，烏骨雞色黑特別強調於補肝腎，日本《本草食鑒》對於烏骨雞的功效描述「婦科的各種疾病，各種虛症患者以及久無子嗣者均食用烏雞。烏雞亦可對男子的體衰羸弱、遺精、陽痿等症以補益。」

　　烏骨雞含有多種營養成分，包括十八種氨基酸，其中八種是人體必需氨基酸，以及鈣、鐵、鉀、鎂、鋅等礦物質、維生素B群、C、E等。五子烏骨雞湯中的五子是傳統方劑「五子衍宗丸」的變化方，可以**補腎助陽、養血益精**，適合男女性機能減退，腰**膝冷痛，小便頻繁、早生白髮者食用。**

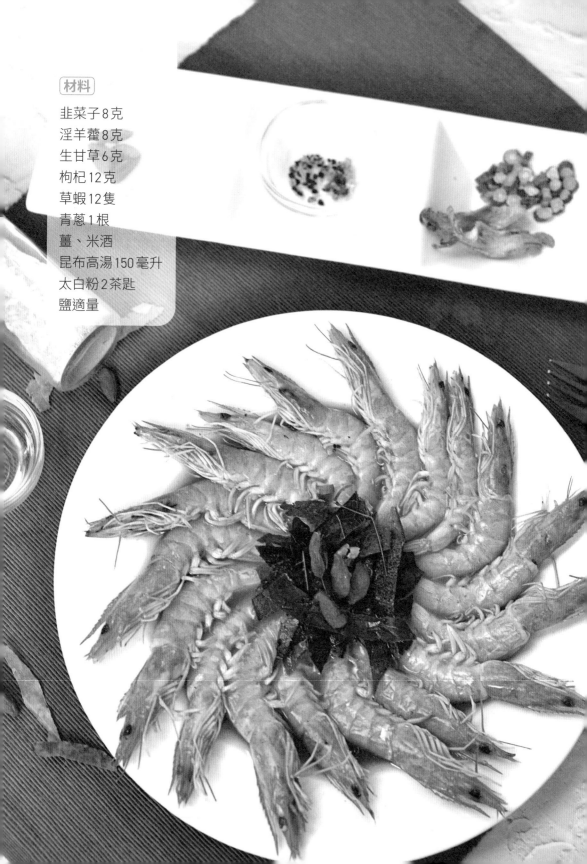

材料

韭菜子8克
淫羊藿8克
生甘草6克
枸杞12克
草蝦12隻
青蔥1根
薑、米酒
昆布高湯150毫升
太白粉2茶匙
鹽適量

⑪ 淫羊藿草蝦

作法

1. 將40克昆布剪開完整浸泡於150毫升清水中，放入冰箱冷藏8小時成為昆布高湯

2. 取一小鍋將用韭菜子、淫羊藿、甘草放置鍋中，用450毫升水以小火熬至剩150毫升水量，撈出藥渣僅留中藥汁備用。

3. 草蝦背部切一刀至尾部，去腸筋後，以蔥、薑、鹽、米酒醃5分鐘，一同排列於盤中，以大火蒸5分鐘至全熟。

4. 中藥汁中加入高湯、枸杞子，煮滾後加鹽調味，再加入太白粉勾芡，最後將芡汁淋在蝦仁上即可。

適應症：性機能減退

《本草備要》中關於淫羊藿名稱的來源有一段特別的記載「北部有羊，一日百合，食此藿所致，故名」。古人觀察羊吃下淫羊藿之後有很明顯的性興奮反應，因而以此為名。淫羊藿為辛香性甘溫，入肝腎。具有補命門，益精氣，堅筋骨，利小便的功效，能治療「絕陽不興，絕陰不產」，具有助孕的功效。

淫羊藿的主要成分為淫羊藿總黃酮，具有類似雄性激素的作用，無論男女，不孕不育皆可使用。古籍中還記載淫羊藿能治療「冷風癆氣，四肢不仁」等血液循環障礙，淫羊藿總黃酮能擴張周邊血管、增加血流量，改善微循環。淫羊藿總黃酮同時具有**提高身體免疫力、抗氧化、抗衰老、抗腫瘤**等多重功效。此道料理具有**補腎助陽**的功效，適合男女性機能減退者食用。

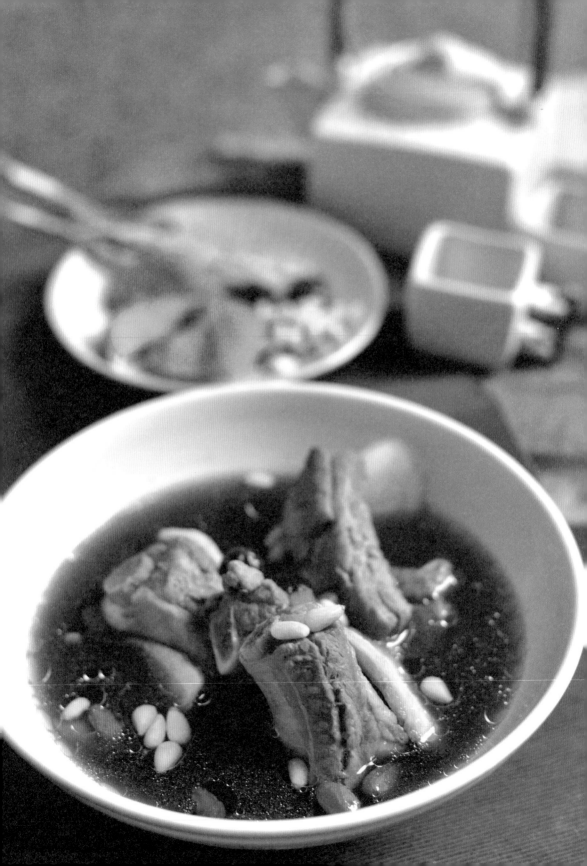

⑫ 熟地松子湯

[材料]

豬排骨 500 克
熟地黃 20 克
當歸 10 克
枸杞子 15 克
松子仁 15 克
茯苓 10 克

陳皮 3 克
淮山藥 15 克
鹽、米酒適量

[作法]

1. 將豬排骨汆燙後清洗乾淨。

2. 於燉鍋中放入中藥材以及排骨,加入 2000 毫升水煮至沸騰後,轉小火燉煮 40 分鐘至排骨熟透。

3. 熬好的湯汁,另加入少許米酒後關火,等待稍涼即可食用。

適應症:性機能減退

　　熟地黃味甘性微溫,入心、肝、腎經。《本草備要》對其功效有「滋腎水,補真陰,填骨髓,生精血,聰耳明目,黑髮烏鬢」的描述,其廣泛的功效成為補肝腎的常用中藥。熟地黃是生地黃經過黃酒拌蒸或直接蒸至黑色,這種工序需要反覆蒸曬九次至內外色黑、油潤,稱為九蒸九曬。經過九蒸九曬後的熟地黃比起生地黃更容易被腸胃道吸收、補益效果更加。

　　熟地黃也經常出現在各種的藥膳料理中,熟地黃色黑而質潤,幾乎所有湯底是黑色的藥膳湯都可以見到熟地黃的身影,大家所熟悉的四物湯即是熟地黃與當歸一同搭配,而達到**填精補血**的功效。熟地松子湯也是熟地黃搭配當歸以及其他中藥材偕同,能夠通血脈、養陰血、健脾胃、補肝腎,**具有調節卵巢功能以及滋養強壯的效果**。

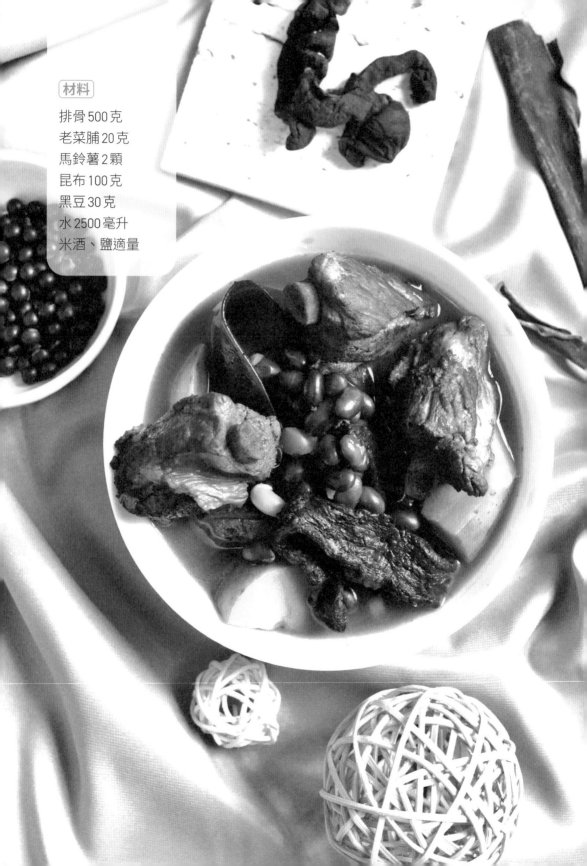

材料

排骨 500 克
老菜脯 20 克
馬鈴薯 2 顆
昆布 100 克
黑豆 30 克
水 2500 毫升
米酒、鹽適量

13 老菜脯黑豆湯

作法

1. 黑豆用水先浸泡置於冰箱冷藏一夜，濾去水分備用。

2. 昆布不需清洗，表面白色粉末為海鹽結晶，用廚房紙巾稍微擦去表面灰塵，放入1000毫升的清水中，置於冰箱冷藏一夜，製成昆布高湯備用。

3. 馬鈴薯去皮切塊備用。

4. 備一燉鍋，將昆布及昆布高湯倒入鍋中，將豬排骨、黑豆、馬鈴薯、老菜脯放入燉鍋中，再加1500毫升水燉煮，沸騰後轉小火熬煮40分鐘，起鍋前加入米酒和鹽調味即可。

適應症：免疫力低下、調節女性荷爾蒙

黑豆味甘性寒《本草備要》記載「色黑屬水似腎，腎之穀也。故能補腎，鎮心明目，利水下氣，散熱祛風，活血解毒，消腫止痛。」小顆黑豆稱為馬料豆，每天早晨以鹽煮食用，具有補腎的功效。

黑豆是一種常見的豆類，它與黃豆一樣是大豆家族的成員，因此大豆有的優點它都具備，不但富含蛋白質、維生素A、鐵、錳、鈣等其他礦物質，和黃豆相比，黑豆的膳食纖維以及葉酸含量更高。

黑豆的特別之處是外皮含有花青素以及大豆黑素使得表面呈現黑色，花青素是一種強效的抗氧化劑，有助於保護細胞免受氧化損傷，是抗老的好食材。大豆黑素具有**抗氧化、抗發炎、提高免疫力**的功效。黑豆也含有**天然植物性雌激素──大豆異黃酮**，被認為對調節女性荷爾蒙有幫助。

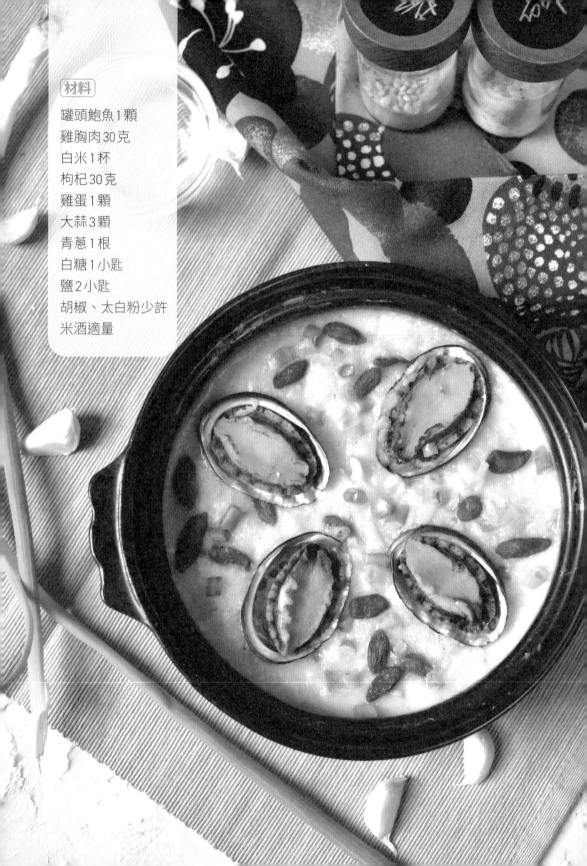

材料

罐頭鮑魚1顆
雞胸肉30克
白米1杯
枸杞30克
雞蛋1顆
大蒜3顆
青蔥1根
白糖1小匙
鹽2小匙
胡椒、太白粉少許
米酒適量

⑭ 鮑魚粥

[作法]

1. 白米用水洗淨後，加入6杯水浸泡1小時。

2. 大蒜切末備用、蔥切成蔥花備用。

3. 鮑魚洗淨切丁，雞胸肉剁細用少許鹽、胡椒和太白粉拌勻備用。

4. 燉鍋中加入少許油、大蒜爆香，再加入鮑魚、米酒拌炒去腥。

5. 浸泡過的米及水放入燉鍋中煮沸，轉小火煮約30分鐘後，加入枸杞、雞胸肉、糖、鹽調味，再煮約20分鐘待肉熟，起鍋前打入雞蛋，撒上蔥花即可。

適應症：月經不調、勞熱骨蒸

鮑魚並非魚類而是海洋貝類，古稱鰒魚、石決肉，是四大海味：鮑、參、翅、肚之首。鮑魚味甘、鹹，性平，歸肺、肝、腎經。中醫認為鮑魚能滋陰清熱、益精明目、調經潤腸，不但滋陰補陽而且補而不燥。《隨息居飲食譜》記載鰒魚「補肝腎，益精明目，開胃養營，已帶濁崩淋，愈骨蒸勞極」。鮑魚含有20多種氨基酸，還有鈣、鐵、碘、鋅等礦物質，以及維生素 A、B1、D 等，是營養價值高、蛋白質含量高但脂肪含量低的健康食材。

鮑魚自古以來用於女性用於月經不調、帶下，或是更年期造腎陰虛造成的勞熱骨蒸、腎虛小便頻繁、大便燥結。主治肝熱上逆造成的頭暈目眩，還能改善眼疾，視力退化、眼底出血等症狀。鮑魚殼洗淨曬乾後即為常用的中藥石決明，具有**平肝潛陽，清肝明目**的功效。

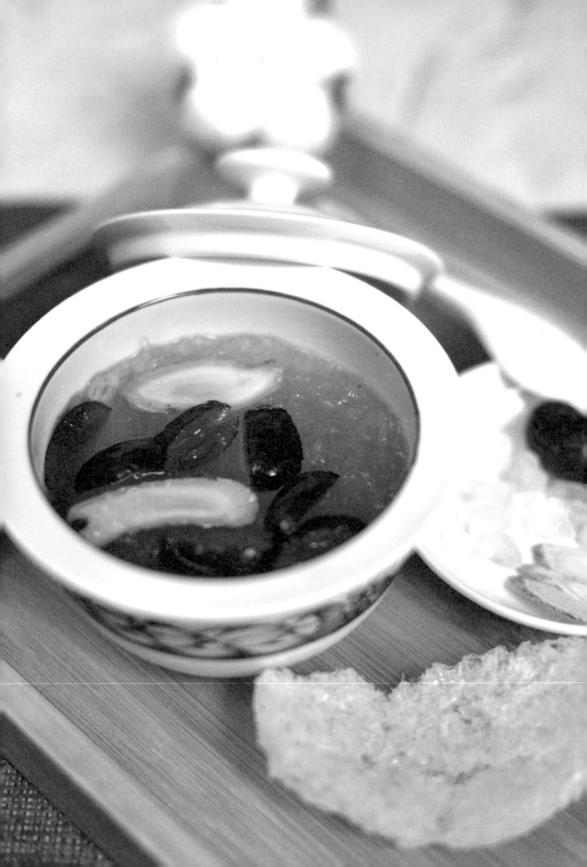

⑮ 粉光燕窩湯

材料

粉光參 5 克
燕盞 1 個
去籽紅棗 10 枚
冰糖 15 克
水 500 毫升

作法

1. 準備一個燉鍋。
2. 將紅棗洗淨切細備用。
3. 將粉光參、燕盞、紅棗、水放入燉盅，燉煮 1.5 小時。
4. 燉好後加入冰糖調味即可。

35+女性

45+女性

55+女性

適應症：性機能減退、免疫低下

西洋參味苦、微甘，性寒，歸心、肺、腎經。西洋參和人參同為五加科植物，但分屬不同品種，西洋參的主要產地為美國、加拿大地區，所以又稱花旗參或粉光參。西洋參含有人參皂苷、西洋蔘皂苷，在藥理學研究具有抗氧化、抗疲勞以及促進腎上腺皮質激素分泌的功能，所以可以調節性荷爾蒙。西洋參補氣之功效略遜於人參，但具有養陰、清熱、生津的功效，因此能夠補而不燥，適合熱性體質或者是夏季涼補。

燕窩味甘淡、性平，《本草備要》記載「大養肺陰，化痰止嗽，補而能清，為調理虛勞之聖藥」燕窩的最獨特的成分為燕窩酸，目前已知可作用於呼吸道，避免各種病毒感染。而燕窩所含的多醣類以及氨基酸，能滋補強壯、提高身體免疫力。至於吃燕窩能養顏美容之說，雖然目前沒有確切的實驗研究證據，但提高免疫力、預防病毒感染也能夠讓氣色變好，達到美容功效。粉光燕窩湯適合**性機能衰退、免疫低下且容易感冒者**長期調養。

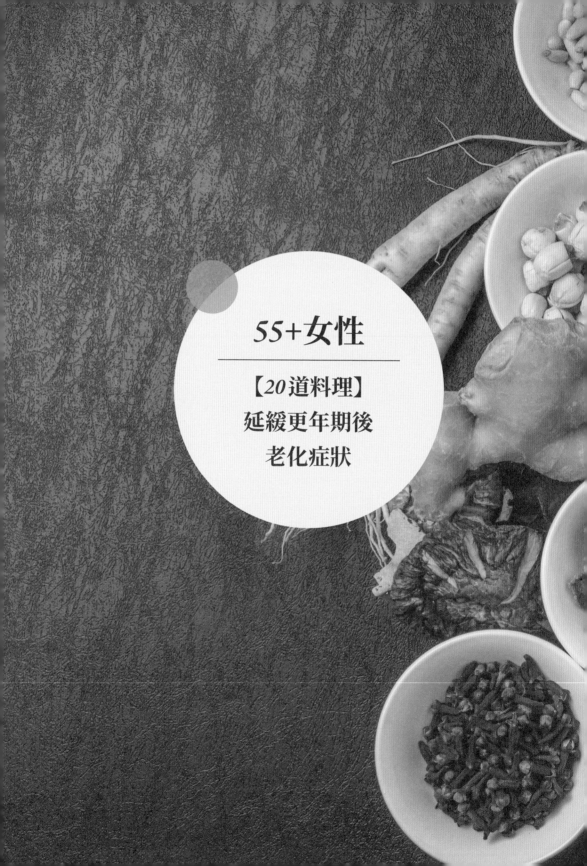

55+女性

【*20*道料理】
延緩更年期後
老化症狀

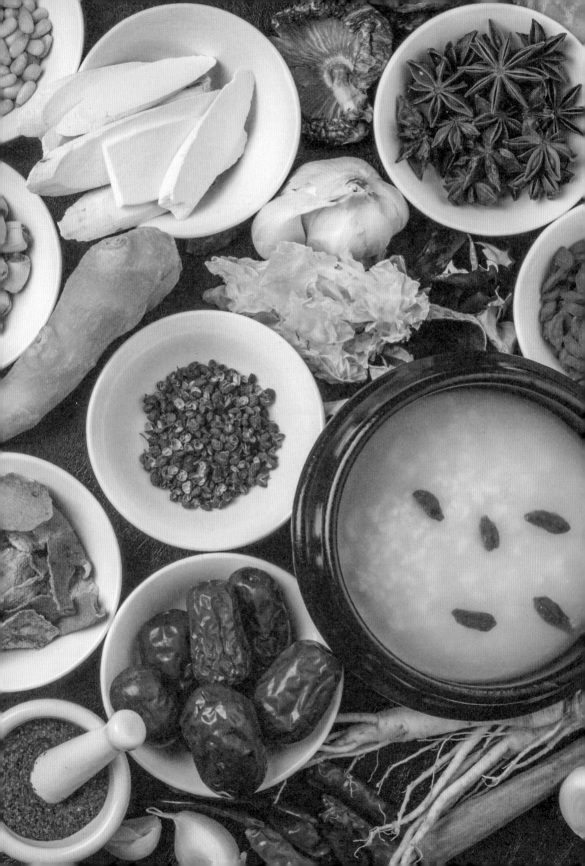

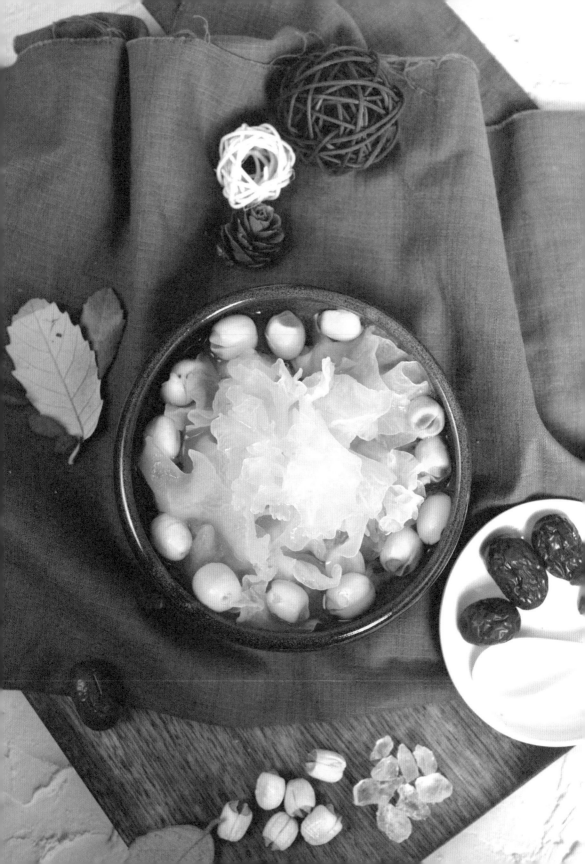

01 白木耳蓮子湯

材料

新鮮白木耳200克

乾蓮子50克

冰糖適量

作法

1. 蓮子分別用清水浸泡約30分鐘，直到它們變軟並膨脹起來。然後將水瀝乾備用。

2. 白木耳用清水洗淨，切碎備用。

3. 鍋中加入1000毫升的水，然後加入白木耳和蓮子調至中火煮沸。轉至小火繼續煮約30分鐘，直到白木耳和蓮子變軟熟透。

4. 在湯中加入適量的冰糖，根據個人口味調整甜度。

適應症：心火上炎造成的睡眠障礙、心煩、失眠、多夢

蓮子味甘澀性平。歸脾、腎、心經。《本草綱目》記載「交心腎，厚腸胃，固精氣，強筋骨，補虛損……止脾瀉泄久痢，赤白濁，女人帶下崩中諸血病。」蓮子能養心益腎，治療心腎不交造成的失眠症，特別適用於更年期造成的虛煩、心悸、失眠。蓮子還能益腎固精，適用於腎虛遺精、遺尿，對於男女腎虛所造成的頻尿、漏尿有幫助。蓮子為脾之果，具有**收斂、收澀**的特性，除了具有補脾止瀉的功能，還可以改善少女性脾虛所造成的生理性白帶以及各種出血症。而蓮子搭配白木耳有助於**滋補養顏**和**潤肺清熱**，可以**保持皮膚彈性和提高免疫力**，對於心火旺而引起的舌尖口瘡也有助益。

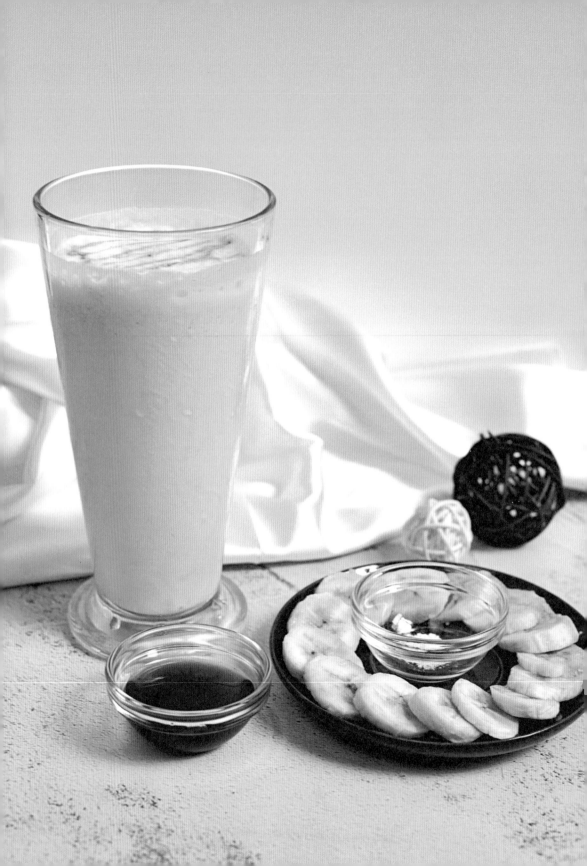

⓿❷ 珍珠香蕉牛奶

[材料]

香蕉1根
全脂或低脂鮮奶500毫升
蜂蜜少量
珍珠粉2克

[作法]

1.將成熟的香蕉去皮,切成小塊放入果汁機。加入鮮奶、蜂蜜、珍珠粉。用果汁機將香蕉牛奶攪成順滑的奶昔狀即可。

適應症:心火上炎造成的睡眠障礙、焦慮、心神不寧、夜間抽筋

牛奶可以助眠是因為牛奶中含有一種色胺酸,在人體中可以轉換成5-羥色胺與褪黑激素,這兩種成分可以有效安定情緒及幫助入睡。香蕉則富含鎂,鎂是國人普遍缺乏的礦物質,它和神經的傳導有關,缺乏鎂會導致情緒不穩定容易躁動,晚上不容易入睡,即使入睡後也會淺眠容易驚醒,在睡前適量補充鎂可以讓人心情愉悅、有助睡眠。珍珠粉味鹹性寒,質重入心、肝經,具有**平肝潛陽、清肝明目、鎮心安神**的作用。除了**美容**的功效,其實中醫上更常運用於**驚悸失眠、心神不寧**等症狀。牛奶與珍珠粉屬於高鈣材料,補充鈣質除了助眠也可以緩解半夜腳抽筋的情況。珍珠香蕉牛奶最佳的飲用時間是晚餐後當作點心飲用。

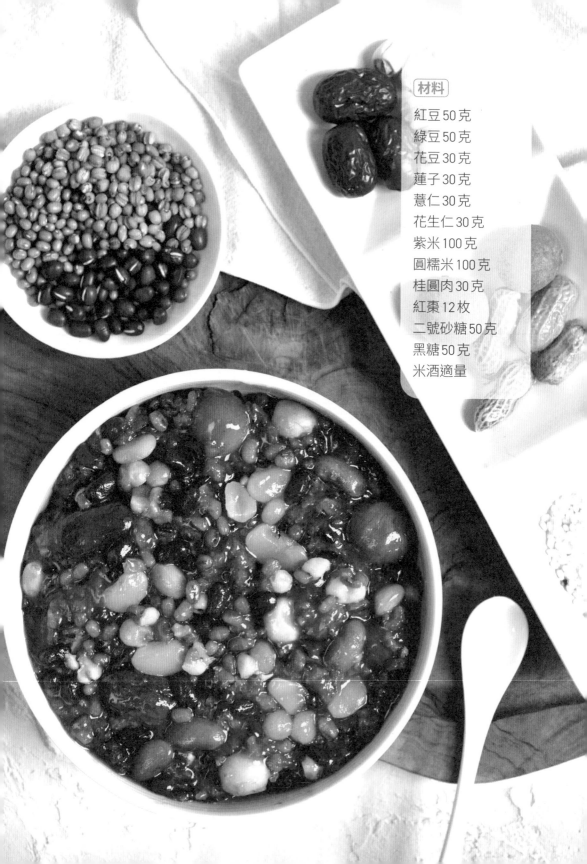

材料

紅豆 50 克
綠豆 50 克
花豆 30 克
蓮子 30 克
薏仁 30 克
花生仁 30 克
紫米 100 克
圓糯米 100 克
桂圓肉 30 克
紅棗 12 枚
二號砂糖 50 克
黑糖 50 克
米酒適量

03 桂圓八寶粥

事前準備

A. 紅豆、綠豆、花豆、薏仁洗淨，然後浸泡在足夠的水中，放入冰箱冷藏浸泡一夜。

B. 花生洗淨後泡水1小時，倒除浸泡的水，再加水100ml，放入冰箱冷凍一夜。

作法

1. 龍眼乾（桂圓肉），剝分成小塊，加入適量米酒浸泡1小時。

2. 蓮子去芯後用熱水泡開。

3. 將紫米、圓糯米洗淨放入電鍋內鍋中，加入濾除水分的 A 以及 B（不須解凍），再加入1200毫升的清水，用電鍋蒸煮1小時。

4. 打開內鍋加入蓮子、桂圓、紅棗，再蒸煮1小時。

5. 蒸好後加入黑糖、砂糖調味即可。

適應症：心陽不振造成的睡眠障礙、心悸、心慌、氣短

桂圓或稱龍眼肉，味甘性溫。歸心、脾經。《本草備要》對其功效描述「益脾長智，養心補血，故歸脾湯用之。治思慮勞傷心脾，及腸風下血」。《本經》「主安志，厭食，久服強魂魄，聰明。」古典中醫認為桂圓可以強健腸胃、安神助睡眠、甚至可以變聰明。桂圓真的有這麼神奇嗎？ 桂圓富含蛋白質、天然糖分及維生素 C，鈣、鐵含量也較高，食用桂圓可以快速補充營養、提高能量。

桂圓含有大量的鈣、鐵等元素，能改善因貧血造成的心悸、心慌，也能幫助入睡**改善失眠，睡眠品質提升**，自然頭腦清晰不健忘，人也變聰明了。屬於心氣虛型的失眠，可以在晚餐飯後食用一小碗桂圓八寶粥**寧心安神、幫助入睡**。

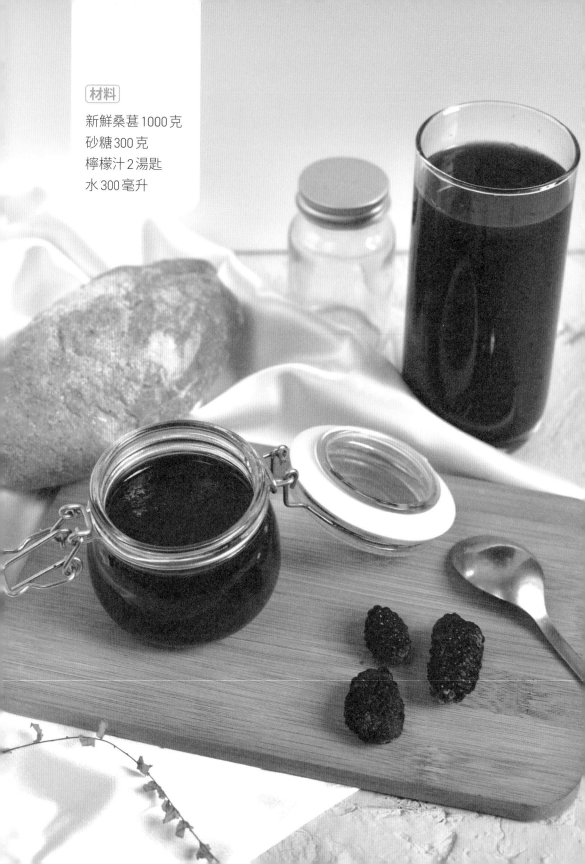

材料

新鮮桑葚 1000 克
砂糖 300 克
檸檬汁 2 湯匙
水 300 毫升

04 桑葚膏

作法

1. 用冷水浸泡桑葚數分鐘，然後輕輕搓洗，將桑葚洗淨。

2. 在破壁料理機或果汁機中加入一杯150毫升的水，倒入桑葚打成果汁。

3. 將桑葚放入鍋中，用小火煮滾後加入水150毫升、糖、檸檬汁，持續加熱攪拌至糖溶解。

4. 用小火繼續煮並持續攪拌，避免燒焦或黏鍋，直到液體變得濃稠，呈現膏狀。

5. 關火後，待桑葚膏稍微冷卻，倒入乾淨的玻璃容器中，完全冷卻後蓋上蓋子。

6. 桑葚膏可以在冰箱裡冷藏保存，保存時間一個月。

適應症：肝血不足造成的眼睛乾澀

《本草經疏》記載「桑椹者，桑之精華所結也⋯⋯甘寒益血而除熱，其為涼血補血益陰之藥無疑矣。」自古以來，桑葚的紫紅色果實被認為是桑樹的精華，具有補腎、補血、養陰之功效，當水果生食則性味甘涼，可以除熱，若要調養身體可以用熬膏的方式減緩其涼性。《本草備要》也特別提到桑葚膏的療效「煉膏，治服金石藥熱渴」。

以營養學的觀點，桑葚富含鐵質可以補血，含有多酚類、類黃酮及花青素這三類抗氧化物，是國內本土水果的第一名，尤其是顏色越深越成熟的果實效果越好，抗氧化就是對抗老化，呼應《本草備要》中對桑葚的論述：「色黑入腎而補水，利五臟關節，安魂鎮神，聰耳明目，生津止渴⋯⋯利水消腫，解酒烏髭」。因老化所造成的**關節不適、視力退化、白髮、睡眠障礙**都可以試試用桑葚膏調養。桑葚熬膏後可以一天一湯匙，沖溫熱水服用，或是當桑葚果醬搭配早餐食用。

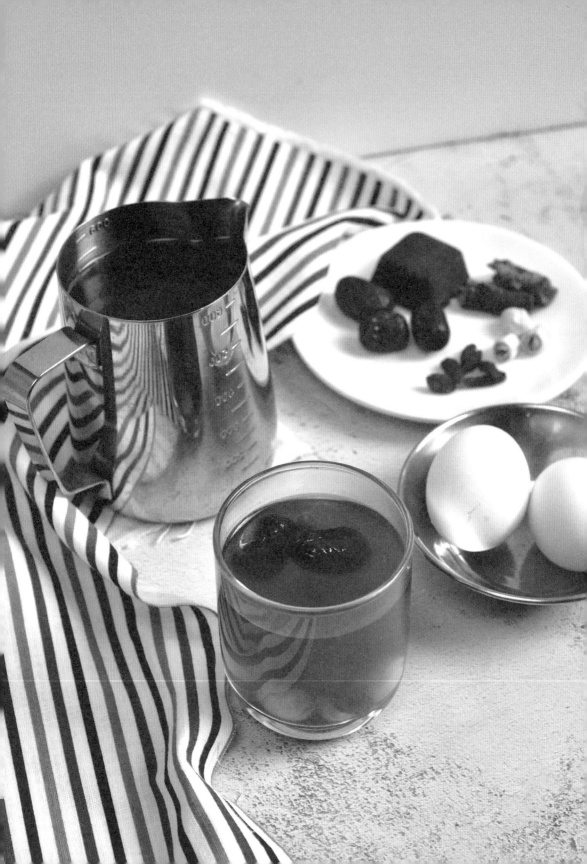

05 桑寄生飲

材料

雞蛋4顆
桑寄生20克
蓮子30克
枸杞20克
紅棗12枚
黑糖適量
清水1500毫升

作法

1. 雞蛋煮熟，去殼備用。
2. 蓮子去芯，備用。
3. 電鍋內鍋放入1500毫升清水、桑寄生、蓮子、紅棗，外鍋加水燉煮個半小時後，內鍋再加入枸杞、熟雞蛋、適量黑糖調味，再燉煮10分鐘即可。

適應症：肝陽上亢造成的高血壓

　　桑寄生多數人可能會對它感到陌生，它屬於一種寄生型的小灌木，其莖葉作為藥材，它不僅僅會寄生桑樹，也會寄生在榕樹、桃樹、李樹等70多個樹種。桑寄生味苦性甘平，歸肝、腎經，具有補肝腎、強筋骨、祛風濕的功效，經常出現在調理筋骨的處方中。它同時具有安胎、下乳、消水腫的功效，也是婦女孕期產後的常用藥。

　　《神農本草經》中記載桑寄生能「充肌膚、堅髮齒、長鬚眉、安胎」，因此被歸類為上品藥。現代藥理研究桑寄生含有黃酮類化合物如槲皮素、兒茶素等，可以**抗氧化、降壓、鎮靜、利尿**，因此適合作為高血壓前期的食療調理。

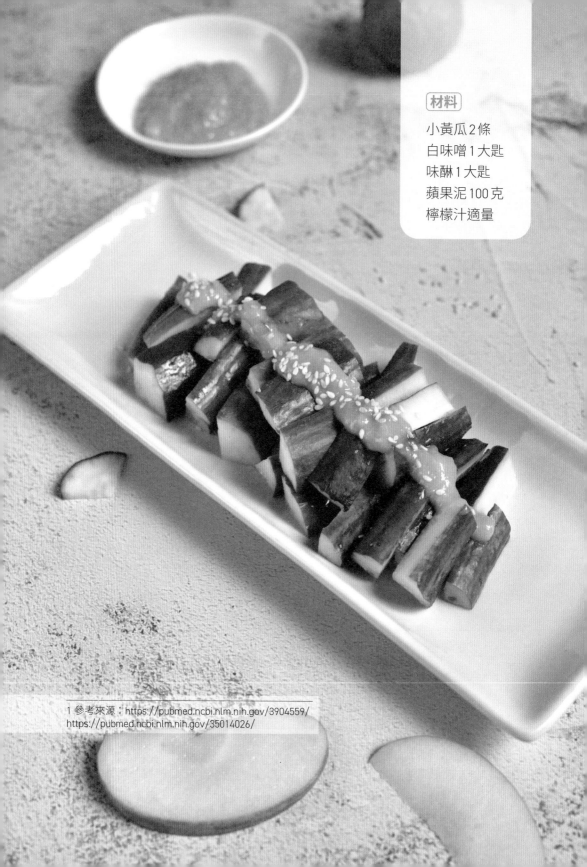

材料

小黃瓜2條
白味噌1大匙
味醂1大匙
蘋果泥100克
檸檬汁適量

1 參考來源：https://pubmed.ncbi.nlm.nih.gov/3904559/
https://pubmed.ncbi.nlm.nih.gov/35014026/

06 味噌小黃瓜

作法

1.小黃瓜清洗乾淨，切除頭尾，切成大約3至4公分塊狀，每段再分切成¼。

2.將其他材料拌勻成醬，淋在小黃瓜上即可

適應症：肝陽上亢造成的高血壓

味噌是以黃豆、米麴或麥麴為主原料加鹽發酵而成的穀物醬。日本醫書《本朝食鑒》中記載「味噌中的大豆能調理氣血、腹部，令腸胃舒服，被稱作百藥之長。還能解毒、助消化、使人恢復元氣。」一般認為日本有長壽國的美稱是因為民眾經常食用味噌。

高鈉飲食一直被認為是造成高血壓的元兇，但日本人大量食用高鈉的味噌卻不影響血壓。最新研究發現[1]，造成高血壓的主因並非高鈉，而是體內礦物質失去平衡。當攝取高鈉食物的同時，如果也補充其他礦物質，血壓就不會飆升。味噌含有鈣、鐵、鋅、維生素 B1、B2 等多種營養物質，這些礦物質多樣且平衡，這就是食用味噌不會使血壓飆升的原因。

黃豆含有豐富的大豆異黃酮，經發酵後會釋放更多異黃酮，能幫助**抗氧化、抗老化、降膽固醇，還能防止血管受損硬化**，是對心血管有益的食物，在日常料理時以味噌來取代精鹽，就能夠保護血管、調節血壓。

味噌在發酵過程中形成乳酸菌等多種腸道益菌，**可以促進腸道健康、幫助消化、調節免疫系統**。但高溫烹調是會將味噌中益生菌都殺光的，所以煮味噌湯都是關火後再調入味噌，當然涼拌沾醬也是食用味噌的好選擇。

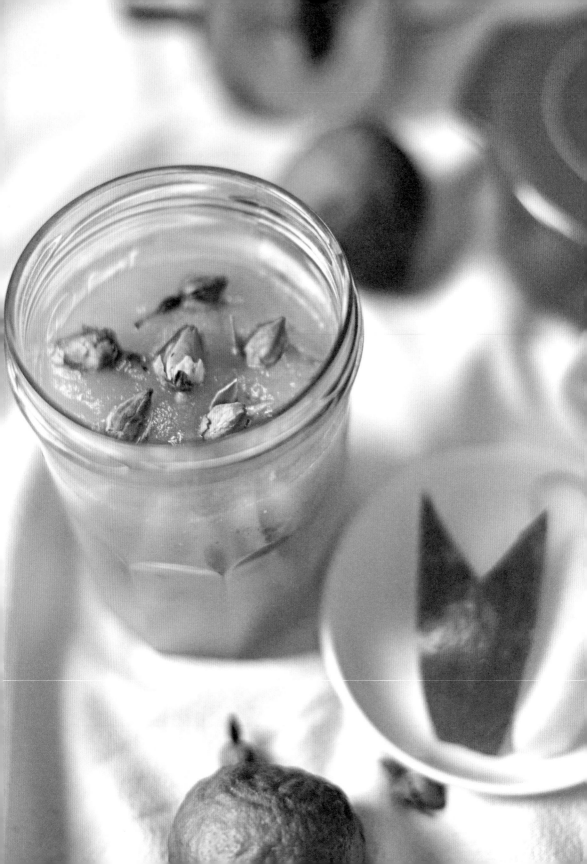

07 玫瑰蘋果醬

材料

食用乾燥玫瑰花10朵

檸檬汁50ml

蘋果4顆

砂糖300克

作法

1. 蘋果打成泥，加入糖及檸檬汁後，放置約10分鐘，待砂糖完全溶解。

2. 將蘋果泥倒入鍋中，用小火煮至些微黏稠感。

3. 將玫瑰花剝成花瓣，放入鍋中繼續煮3分鐘。

4. 將蘋果泥放入消毒後的玻璃瓶，待涼後蓋上蓋子，放入冰箱冷藏保存，且7天之內食用完畢。

適應症：肝氣鬱結造成的焦慮、易怒、自律神經失調

　　玫瑰花自古以來就是常用中藥材，玫瑰花的品種眾多，有分為觀賞或食用的。常見的食用玫瑰品種有保加利亞、大馬士革1號、法國道格拉斯玫瑰，產於中國的則有山東的平陰玫瑰及甘肅的苦水玫瑰。《本草備要》記載玫瑰「紫入血分，白入氣分。氣香，性溫，味甘。入脾、肝經，和血行血，理氣平肝氣」。《本草分經》「氣味甘平，香而不散。肝病用之多效」，因為玫瑰的氣味芳香，能夠**疏肝解鬱**，達到**安定神經**的功效。

　　玫瑰花無論是陰乾後沖湯代替茶飲用，或者浸泡於藥酒中、加工熬煮成膏狀都具有一定的療效。玫瑰蘋果醬比較類似熬膏的概念，蘋果味酸，可以**養肝解毒，配合玫瑰花疏肝解鬱**，適合更年期時，經常感受到情緒波動或有自律神經失調傾向的人食用。

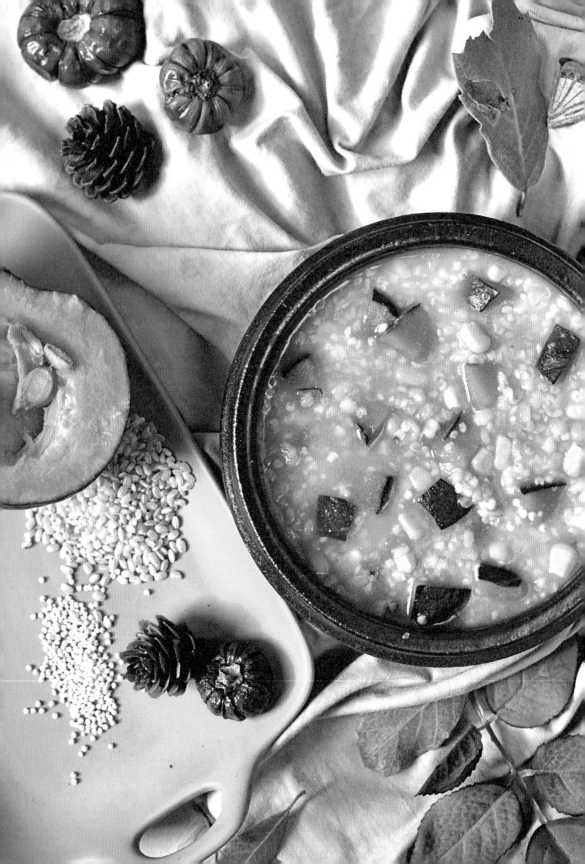

08 黃金粟米粥

[材料]

連殼玉米1根

栗子南瓜200克

白米半米杯

小米半杯

清水1200毫升

[作法]

1. 整根玉米去殼取玉米鬚、切下玉米粒備用。

2. 栗子南瓜洗淨後，切小塊備用。

3. 玉米鬚與清水1200毫升放入鍋中，小火煮20分鐘取出湯汁。

4. 白米和小米洗淨後，置於電鍋內鍋，加入玉米鬚湯汁、玉米粒、栗子瓜。

5. 蓋上鍋蓋後，外鍋倒入600毫升烹煮。烹煮完成續燜15分鐘即可。

35+女性

45+女性

55+女性

適應症：腸胃功能低下造成的水腫

粟，又稱粟米，就是我們平日食用的小米。小米性涼味甘鹹，歸脾、胃、腎經，具有健脾和胃、補虛勞損、除煩止渴、通利小便的功效。《本草綱目》記載「粟米味鹹淡，氣寒下滲，腎之穀也，腎病宜食之」除了能消水腫，對於更年期的失眠、體虛低熱也有清熱補虛的功效。玉米小米粥這道料理，有粟米搭配具有利水效果的玉米鬚、栗子南瓜，**能健脾補腎，搭配食用消水腫效果更佳。**

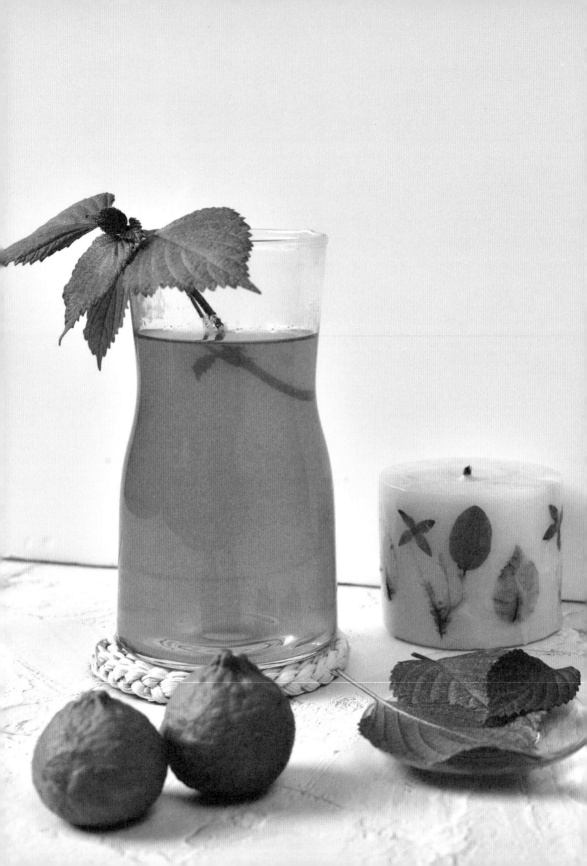

09 紅紫蘇檸檬汁

材料

水1公升

新鮮紅紫蘇葉200公克

砂糖20克

檸檬汁50毫升

作法

1. 新鮮紅紫蘇葉仔細清洗後備用。

2. 水煮滾後,放入紫蘇葉煮10分鐘之後,將葉子撈起。

3. 倒入砂糖煮到融化關火,加入檸檬汁。

4. 待涼後裝入玻璃容器,放入冰箱冷藏保存3天。

適應症:新陳代謝降低造成的三高及高體脂肪

紫蘇味辛性溫,歸肺、脾經,中藥多用於治療風寒感冒,能夠發汗解表,同時也是腸胃用藥,能調理腸胃、行氣寬中,解魚蟹中毒,止腹痛吐瀉。紫蘇有分為綠紫蘇與紅紫蘇,近年來發現紅紫蘇具有減重效果,紅紫蘇的紅紫色是一種花青素,是一種具有抗氧化作用的多酚,適量攝取能夠幫助延緩老化。紅紫蘇還有另一個有效成分——迷迭香酸(Rosmarinic acid),也是一種多酚,能分解碳水化合物、抑制糖分吸收,所以能**預防血糖值上升,減少脂肪堆積**。飯後飲用紅紫蘇汁可以輔助瘦身。

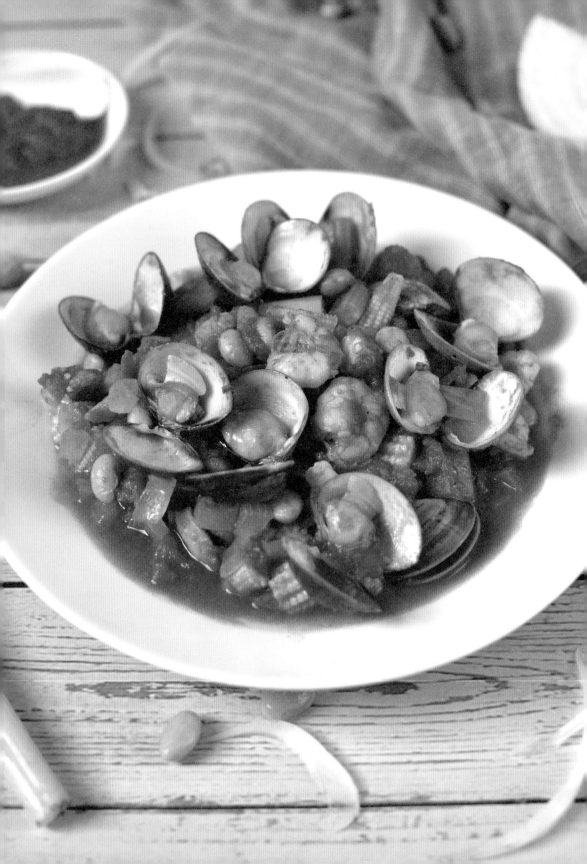

⑩ 蝦仁毛豆煮

材料

洋蔥 1 顆
蝦仁 200 克
蛤蠣 300 克
西洋芹一根
毛豆 200 克
玉米筍 10 條
大番茄 1 顆
洋菇 200 克
去皮切丁番茄罐頭 1 罐
鹽巴、黑胡椒粒適量

作法

1. 洋蔥切小丁、大番茄切大丁備用。

2. 玉米筍切段、西洋芹去葉切段、洋菇對半切備用。

3. 起油鍋後,將洋蔥放入鍋內炒熟。

4. 加入番茄丁一同炒軟,加入洋菇、玉米筍及西洋芹拌炒。

5. 再加入番茄罐頭及蝦仁、蛤蠣後煮熟。

6. 最後加入毛豆,少量鹽、黑胡椒調味即可。

適應症:預防骨質疏鬆、控制體重

毛豆是未成熟的黃豆,不同於紅豆、綠豆這些屬於澱粉類的雜糧豆,毛豆在食物分類屬於蛋白質。毛豆含有類黃酮,特別是大豆異黃酮,被稱為天然植物性雌激素,能夠調節女性體內的雌激素作用,減緩婦女更年期的不適,預防骨質疏鬆。

毛豆的熱量比其他豆類更低,每 100 克毛豆僅有 116 大卡的熱量,甚至比雞蛋的熱量還要低,是能補充蛋白質的減肥聖品。更年期女性可以多攝取毛豆取代肉類,作為**蛋白質的補充來源**,不但能夠補充大豆異黃酮,還可以**控制體重,預防更年期肥胖**。

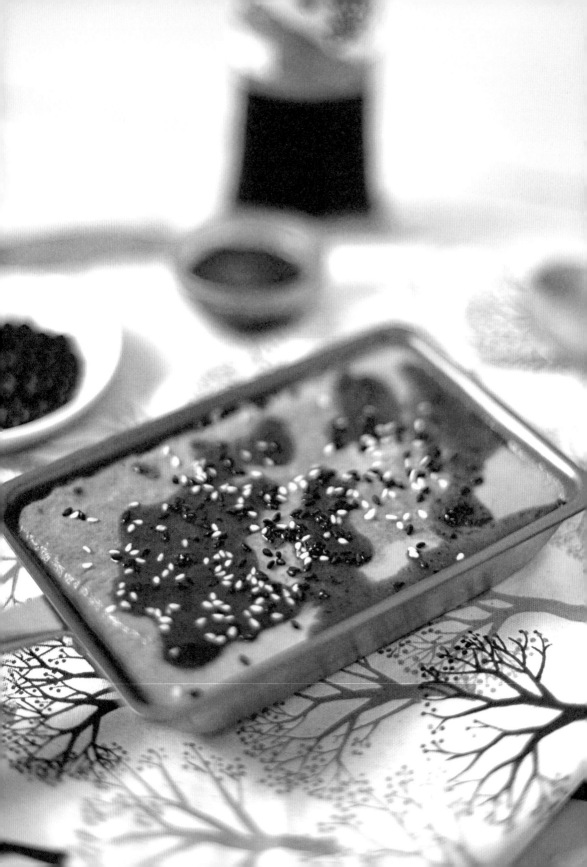

⑪ 黑芝麻豆腐

【材料】

豆腐：黑豆豆漿500毫升，黑芝麻粉60克，雞蛋5顆。

醬料：原味黑芝麻醬50毫升、柴魚醬油20毫升、麻油10毫升

【作法】

1. 雞蛋打成蛋液，加入黑豆豆漿、黑芝麻粉調和均勻備用。

2. 取一玻璃保鮮盒、先用紙巾在內盒塗一點點油以方便豆腐脫模。

3. 將蛋液倒入保鮮盒，用保鮮膜封住保鮮盒，放入電鍋中蒸20分鐘，待涼後倒出盤中。

4. 將芝麻醬、柴魚醬油、麻油均勻混合，淋在豆腐上即可食用。

適應症：便祕、白髮

黑芝麻，古稱胡麻或脂麻。味甘性平。《本草備要》記載具有「補肺氣，益肝腎，潤五臟，填精髓，堅筋骨，明耳目，耐飢渴，烏髭髮」的功效。黑芝麻屬於堅果類，所含的脂肪油可高達60%，因為種子油能夠滑腸，因此芝麻還具有潤腸通便的效果。

黑芝麻中富含脂溶性的維生素 E，**能減緩衰老、改善血循、促進新陳代謝**，呼應著《神農本草經》中「久服輕身不老」的論述。在色黑入腎的概念之下，多食用黑芝麻能養腎補腎，提高生殖功能，預防卵巢老化，減少白髮增生。

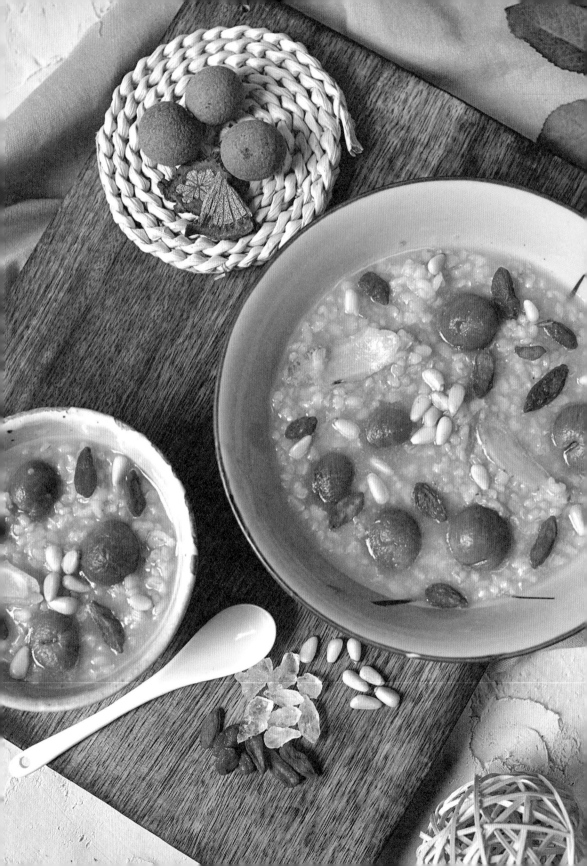

12 松子甜粥

[材料]

人參8克
松子仁20克
枸杞子10克
龍眼肉5顆
米1杯
冰糖少許

[作法]

1. 松子仁炒香備用。

2. 把米洗淨放入鍋中，加入10杯水，大火煮開後再轉小火煮20分鐘。

3. 放入人蔘、龍眼肉、枸杞子續煮30分鐘，要注意需隨時攪動才不會黏鍋。

4. 視個人口味加入少許冰糖調味，起鍋前撒上松子即可食用。

適應症：肺腎陰虛造成的皮膚乾燥、津枯便祕、體重減輕

松子又名松子仁、海松子，味甘性溫，能滋養津液，具有潤肺美膚、潤腸通便的功效。《日華子本草》松子能「逐風痹寒氣，虛羸少氣，補不足，潤皮膚，肥五臟。」停經後的女性經常會有營養吸收不良、體重減輕、疲倦無力的狀況，松子甜粥就是很適合的營養補給。松子屬於堅果，富含種籽油，可以**幫助增重、順暢排便、增加皮膚光澤**。美味的松子經常用於食療或糕點中，也有「長壽果」的稱號。

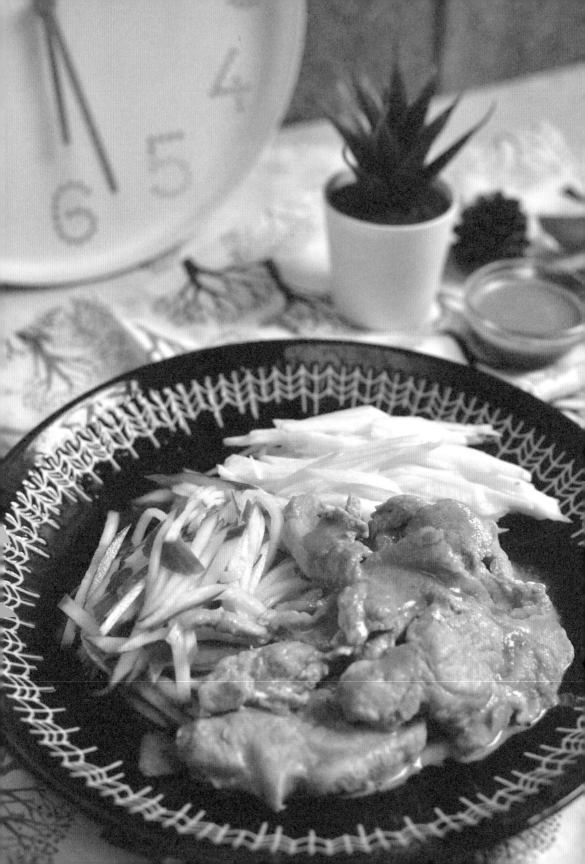

⑬ 冷涮山藥沙拉

[材料]

火鍋用豬里肌薄片 200 克
小黃瓜 1 條
日本山藥 200 克
米酒 2 大匙
鹽少量
胡麻醬適量

[作法]

1. 在鍋中煮沸熱水，加入 2 大匙米酒，轉成小火，將豬肉一片片地攤開涮熟，取出浸一下冷水，最後把水分瀝乾。

2. 日本山藥切絲備用。

3. 小黃瓜則切絲撒上少量的鹽，使其變軟出水、瀝乾水分。

4. 盤中依序鋪上小黃瓜絲、山藥絲、里肌肉片，最後淋上胡麻醬即可。

適應症：腎陰虛造成的陰道乾燥、老年性陰道炎、熱潮紅、盜汗

　　山藥味甘性平，歸脾、肺、腎經。根據《本草綱目》記載具有「益腎氣，健脾胃，止泄痢，化痰涎，潤皮毛。」的功效，山藥的有效成分為薯蕷皂素（Diosgenin），具有**滋補強壯、幫助消化、止咳化痰和調節血糖**等作用，適量攝取確實具有調節女性荷爾蒙的作用。

　　山藥在使用上應該注意，養陰滋潤宜涼拌生食，健脾止瀉宜炒熟或入湯類料理。山藥的品種眾多，日本山藥纖維較細，適合生食，本產山藥適合入燉湯進補。針對更年期女性的皮膚黏膜乾燥、熱潮紅等症狀的緩解非常適宜。

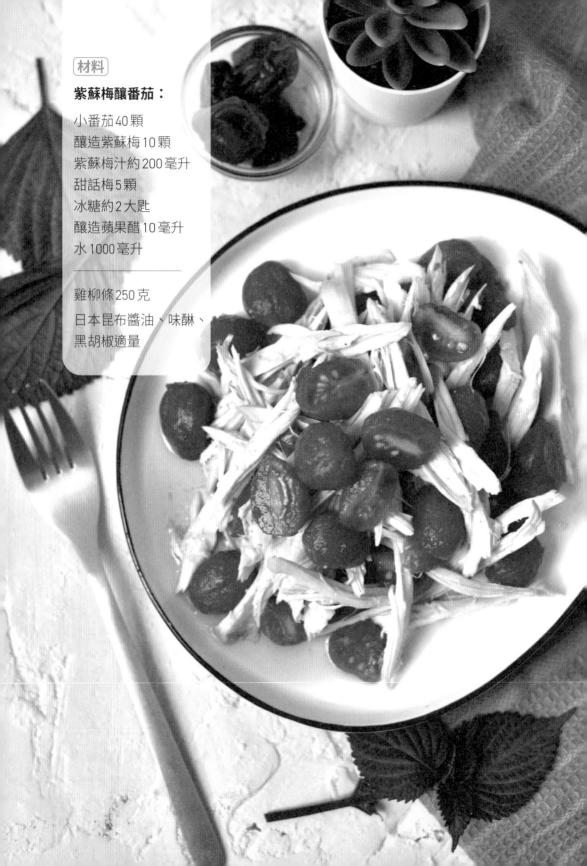

材料

紫蘇梅釀番茄：

小番茄40顆
釀造紫蘇梅10顆
紫蘇梅汁約200毫升
甜話梅5顆
冰糖約2大匙
釀造蘋果醋10毫升
水1000毫升

雞柳條250克
日本昆布醬油、味醂、
黑胡椒適量

⑭ 涼拌番茄雞絲

作法

紫蘇梅釀番茄：

1.番茄底部輕劃十字，放入滾水燙10秒後泡冷水，之後即可輕鬆去皮。

2.紫蘇梅去籽，紫蘇梅肉切碎備用。

3.水煮滾後放入紫蘇梅、話梅、冰糖、果醋，等待再度煮滾後關火放涼。

4.將去皮番茄及紫蘇梅汁放入玻璃容器，於冰箱中冷藏2天即可食用。

5.雞柳用日式昆布醬油、味醂、黑胡椒醃漬30分鐘。

6.醃過的雞柳放入鍋中，加入少量橄欖油煎熟至表面微焦香。

7.雞柳放涼後剝成絲狀、將釀好的紫蘇梅番茄對半切，兩者拌勻即可。

適應症：腎陰虛造成的五心煩熱、耳鳴

　　番茄又稱西紅柿、洋柿子，大約在明朝時以觀賞用植物傳入中國，到清朝末年才開始較普遍被食用，所以近代的中醫典籍才開始出現關於番茄的記載。番茄味甘酸性微寒。入肝、脾、胃經。具有健胃消食、涼血平肝、清熱解毒、生津利尿的功效。全世界番茄品種多達200多種，行政院農業委員會指出，台灣在學術統計中將番茄定義為蔬菜，但某些品種的小番茄甜度高，被民眾直接當水果食用。番茄生食熟食功效大不同，生吃能攝取豐富的維生素C，每100公克番茄即含有21毫克維生素C，具有美白效果。而加入橄欖油拌炒熟食則可以補充維生素A、茄紅素，具有抗氧化、降低膽固醇、保護心血管的功效。

　　番茄稍微燙過可以保存「清熱」功效，改善陰虛火旺造成的耳鳴，搭配含有油脂的肉類一起食用可以提高茄紅素的吸收，適合更年期女**性清熱降火，也可以預防心血管疾病。**

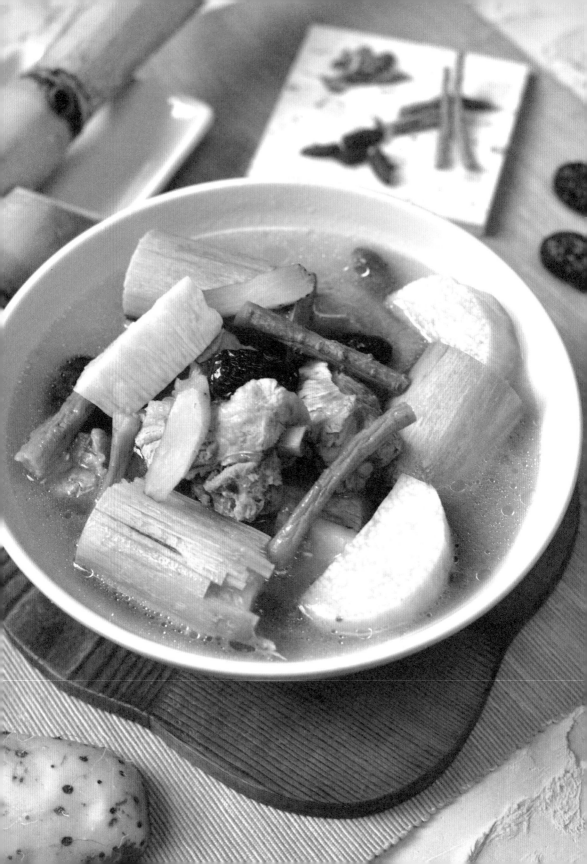

⑮ 玉竹山藥排骨湯

(材料)

玉竹 15 克
黨參 15 錢
生山藥半條
排骨半斤
枸杞 15 克
紅棗 12 顆
生甘蔗半隻
鹽少許

(作法)

1. 生山藥去皮切塊,排骨汆燙備用。

2. 所有藥材、甘蔗與排骨放入鍋中,加入3000毫升的水,用中火燉煮半小時。

3. 再加入生山藥燉煮半小時,最後加鹽調味即可。

35
+
女性

45
+
女性

55
+
女性

適應症:肺陰虛造成的皮膚乾燥、乾咳,預防感冒

　　玉竹為百合科植物,味甘性微寒,歸肺、胃經。《本草備藥》記載具有「補中益氣,潤心肺,悅色顏,除煩渴。」能夠養陰潤燥、生津止渴、滋潤皮膚、補氣健脾,具有美膚的功效。玉竹山藥燉排骨能夠緩解皮膚乾燥、改善消化系統、增加呼吸道免疫力、預防感冒,滋潤呼吸、改善乾咳、是調補元氣的好料理。這一帖湯方沒有太強的中藥氣味,加入生甘蔗、紅棗的甘甜,全家大小都相當適合。

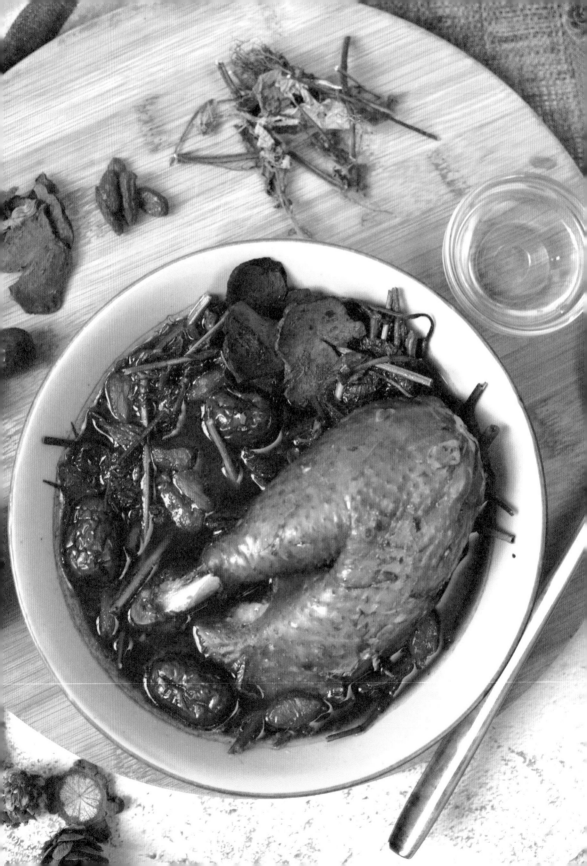

⑯ 製首烏仙草雞湯

[材料]

仿土雞腿 1 隻
製首烏 15 克
仙草乾 200 克
枸杞 20 克
紅棗 12 粒
鹽少許
米酒 1 大匙

[作法]

1. 仙草乾洗淨後剪小段，浸泡冷水約 30 分鐘軟化，再濾乾水。把處理好的仙草放入湯鍋中，加入水用大火煮滾後，轉小火燉煮約 45 至 60 分鐘，再將仙草乾濾除，完成仙草高湯。

2. 把雞腿分切成小塊，再放入滾水中，先汆燙過水備用。

3. 將過濾好的仙草高湯，加入汆燙過的雞腿、製首烏、紅棗，先用中火（或電鍋）煮約 30 分鐘，最後加入枸杞、米酒煮滾，加入少許鹽調味即可。

適應症：補肝腎預防白髮

　　何首烏洗淨、切厚片直接乾燥稱生首烏。生首烏以黑豆汁拌勻，蒸至內外呈現棕褐色後再曬乾，稱為製首烏。生首烏具有潤腸、解毒的功能，食療調養則首選製首烏。

　　製首烏味甘澀，性微溫，歸肝、腎經，具有補益精血，固腎烏鬚的功效，中藥養法古方「七寶美髯丹」何首烏就是重要的藥材。《神農本草經》記載何首烏「益血氣，黑髭髮，悅顏色，久服長筋骨，益精髓，延年不老。」現代藥理研究何首烏含有**抗氧化物質，有助於抵禦自由基的損害**，和古籍中的「**延年不老**」相呼應。製首烏仙草雞湯因為搭配仙草，即使在夏天食用也不會感到燥熱，適合有白髮困擾的人長期調理。

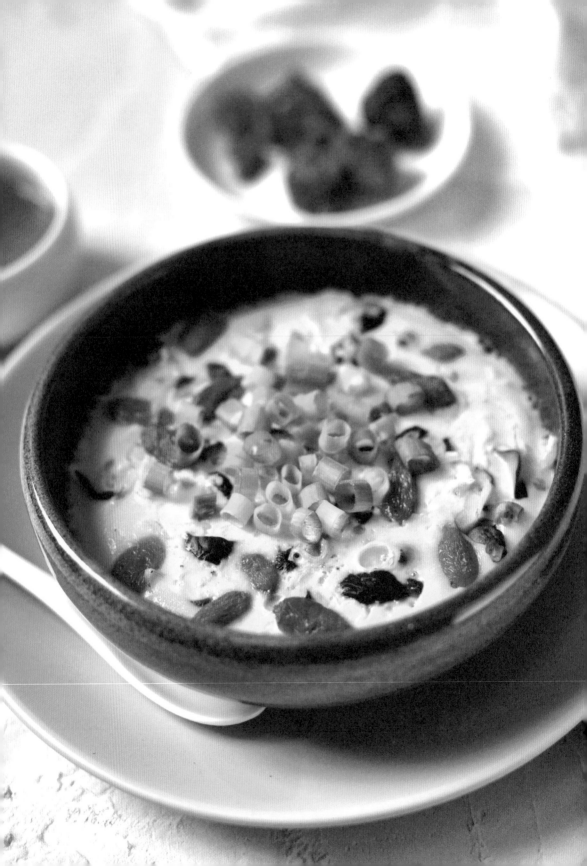

(17) 枸杞吻仔魚蒸蛋

材料

枸杞子 20 克

生雞蛋 4 顆

吻仔魚 30 克

大香菇乾 1 朵

蔥花少許

昆布高湯 400 毫升

作法

1. 將 100 克昆布剪開完整浸泡於 400 毫升清水中，放入冰箱冷藏 8 小時成為昆布高湯。

2. 香菇乾用熱水泡軟切丁備用。

3. 雞蛋打散加入高湯，攪拌均勻於形成蛋液，加入香菇、枸杞子、吻仔魚、放入電鍋中蒸熟，最後灑上蔥花。

適應症：益肝腎、補鈣質，預防骨質疏鬆、關節退化、齒牙動搖

吻仔魚，主要為刺公緹、異葉公鯷及日本鯷等鯷科魚類之幼魚。吻仔魚可以連魚骨頭吃下，是很好的鈣質來源。吻仔魚富含 Omega3 脂肪酸，特別是 EPA 和 DHA，是心臟和腦部的重要營養物質，有助於降低心臟疾病風險，提升大腦認知功能。

吻仔魚蒸蛋含有豐富的蛋白質和鈣質，能夠**補充鈣質以及防止鈣質流失，枸杞能滋補肝腎，填精補髓，強筋壯骨**，特別適合成長中的兒童、懷孕婦女、年長者和停經後的婦人食用。

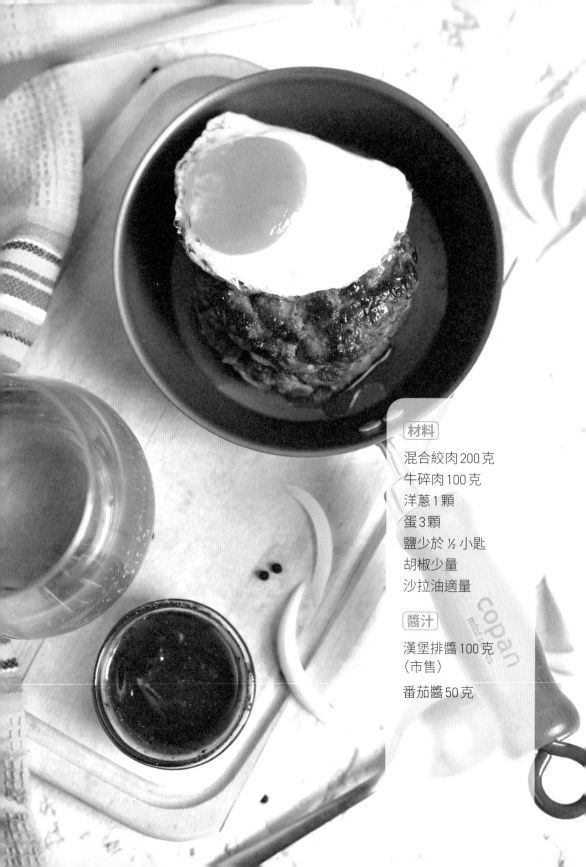

材料

混合絞肉200克
牛碎肉100克
洋蔥1顆
蛋3顆
鹽少於 ½ 小匙
胡椒少量
沙拉油適量

醬汁

漢堡排醬100克
（市售）

番茄醬50克

18 牛肉漢堡排

作法

1. 洋蔥切碎末，用少量沙拉油炒到剩下一半的量，取出後放置冷卻。

2. 混合絞肉放入碗中並撒上鹽、胡椒後充分地揉捏。接著加入炒好的洋蔥攪拌，再放入1顆蛋，揉捏到產生黏性為止。最後放進冰箱內冷藏1小時。

3. 牛碎肉在使用前才從冰箱取出，放入絞肉中快速攪拌混合。

4. 將絞肉分成兩等份，用手拍打去除空氣，並且做成橢圓狀的漢堡排。

5. 加熱平底鍋倒入少量沙拉油，讓漢堡排放入鍋中把中央壓凹陷，用大火煎鎖住肉汁。等表面呈現焦黃色，翻面並蓋上鍋蓋，以小火使其完全熟透。取出漢堡排並盛入容器中。

6. 平底鍋中加入漢堡排醬、番茄醬、水40毫升，熬煮成濃稠醬汁。

7. 淋上醬汁，放上煎好的荷包蛋即可。

適應症：益肝腎、補鐵質，強健筋骨、預防貧血

《本草備藥》中記載牛肉甘溫屬土，具有「安中補脾，益氣止渴」的功效。《本草綱目》中論述，無論是黃牛肉、水牛肉都能**安中益氣、養脾胃、健強筋骨、補益腰腳**，而黃牛肉可以止消渴，水牛肉偏於消腫除溼。

停經後女性如果營養不均、蛋白質攝取不足、缺乏運動，很容易出現肌少症。牛肉**補氣健脾，可以強健肌肉筋骨**，就營養學而言牛肉是優良蛋白質的來源，同時含有豐富的維生素 B 群、血基質鐵及鋅等礦物質，能幫助造血，達到補血功效，營養價值十分豐富。年長者牙口不好，會覺得牛肉太硬不方便食用，以牛碎肉做成漢堡排營養又好入口。

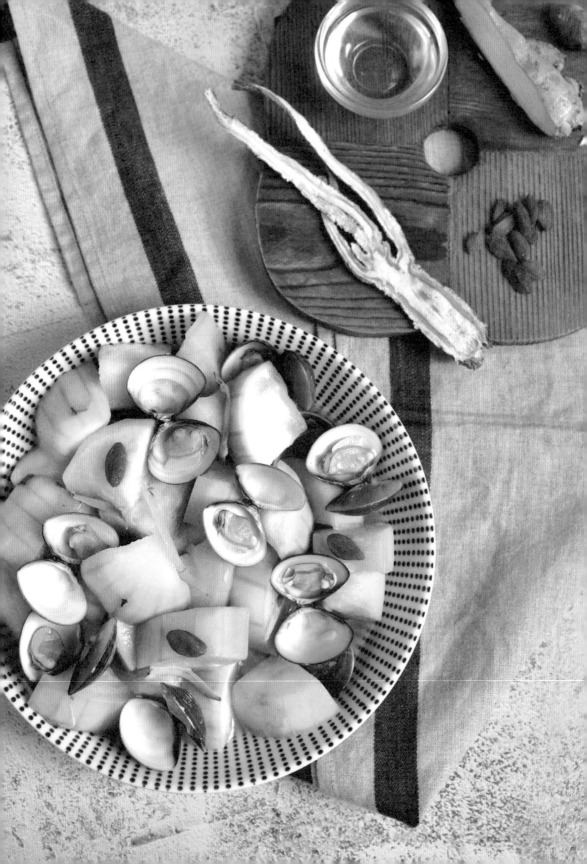

⑲ 酒蒸蛤蠣絲瓜

【材料】

蛤蠣500克
絲瓜300克
枸杞20克
當歸10克
生薑30克
米酒1小杯
鹽適量

【作法】

1. 蛤蠣吐沙後備用、生薑切絲、絲瓜去皮切塊備用。

2. 當歸撕碎後浸泡於米酒，約30分鐘後，將當歸取出備用。

3. 起一油鍋，加入薑絲炒香後加入絲瓜、枸杞、鹽稍微拌炒至絲瓜外表微軟，

4. 加入蛤蠣、米酒蓋上鍋蓋，約3至5分鐘，蛤蠣皆打開後即可食用。

適應症：補腎消水腫

　　蛤蠣肉味鹹、性寒，入肺、腎經。《本草經疏》記載「蛤蜊其性滋潤而助津液，故能潤五臟、止消渴，開胃也。」具有滋陰潤燥、利尿消腫、明目、化痰之功效。水腫是由於體內鹽分和水分失調所造成，其中一個關鍵因素是體內鈉和鉀的含量。當體內鈉含量過高或鉀含量過低時，便會導致體液滯留而水腫。蛤蠣含有豐富的鉀和天然利尿劑可以幫助**消水腫**。蛤蠣搭配生薑、絲瓜，都是天然消水腫的好材料。

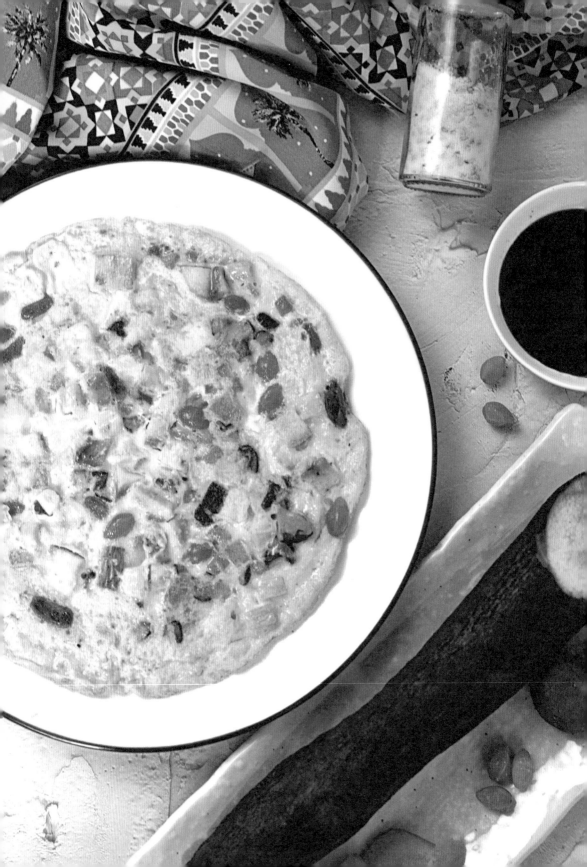

⑳ 白果（銀杏）蛋餅

材料

鮮香菇 100 克
胡蘿蔔 50 克
紫山藥 50 克
枸杞子 10 克
白果 15 克
蛋 3 顆
玉米粉 3 大匙
鹽、醬油、白胡椒適量

作法

1. 紫山藥去皮切丁與白果一同蒸熟備用。
2. 香菇、胡蘿蔔切丁備用。
3. 起一油鍋先炒香菇、胡蘿蔔至半熟，加入鹽、白胡椒粉調味。
4. 玉米粉 3 大匙，加入水 300 毫升調勻、再與 3 顆蛋均勻混合製成蛋液。
5. 蛋液中加入香菇、胡蘿蔔、枸杞子和蒸熟的紫山藥、白果。
6. 在不沾鍋倒入蛋液，煎至金黃，成小圓餅狀後淋上適量醬油即可。

適應症：補腎固澀改善頻尿、漏尿

　　白果又稱銀杏，為銀杏科喬木植物銀杏樹的成熟種子。味甘苦澀平，歸肺經。白果具有收澀的特性，作用在肺部能斂肺平喘，具有化痰的功效，是治療老人**肺腎兩虛、虛喘咳嗽**的常用藥。白果同時也能收斂**固澀脾腎**，可以改善女性**脾腎虧虛**導致陰道非感染性的水狀分泌物過多，或者是男女因腎虛造成的小便頻數、遺尿、漏尿等。

　　白果的養生特性經常出現在各類菜餚之中，無論是炒鮮蔬或日式蒸蛋中皆有其蹤影，但需要特別注意，食用過量的白果可致中毒，輕則出現腹痛、吐瀉、發熱等症狀，嚴重會造成昏迷、抽搐、呼吸麻痺，不可不注意。小兒的耐受度比成人更低，不建議嬰幼兒食用，成人每天最好以 10 顆為限。

Chpater

4

不老的祕密：無論幾歲都要持續的

抗老祕方

PART 01

20 道調整體質的養生茶飲

　　許多年輕的病患來就診時，手上總是離不開一杯冰冰涼涼的含糖飲料，我都會建議他們少喝飲料、少喝冰飲，冷飲除了會改變體質讓身體變寒涼，含糖飲中的糖分以及各式添加物也會對身體造成負擔，不但容易造成肥胖，也是皮膚老化的元凶。很多人會跟我反映他們不喜歡喝沒有味道的白開水，我會建議不妨循序漸進地將手中的含糖飲料改為溫熱的養生花草茶，用植物中的天然植化素以及營養素來調整體質，達到療癒身心的功效。

　　茶飲的沖泡方式，可以選擇一個容量大約600毫升至800毫升，有陶瓷內膽或者內裡為陶瓷塗層的保溫杯，一般屬於花、葉的茶飲比較能夠快速地釋出有效成分，因此將藥材、花草放入保溫杯，加入100度的熱水，密封蓋子後等待30分鐘即可飲用一杯熱呼呼的花草茶。如果是果實、種子類的花草茶，則需要在前一晚睡前先浸泡，隔天早上即可享用溫暖濃郁的茶飲。可以根據目前的體質狀況以及健康訴求，選擇適合妳的養生茶飲。

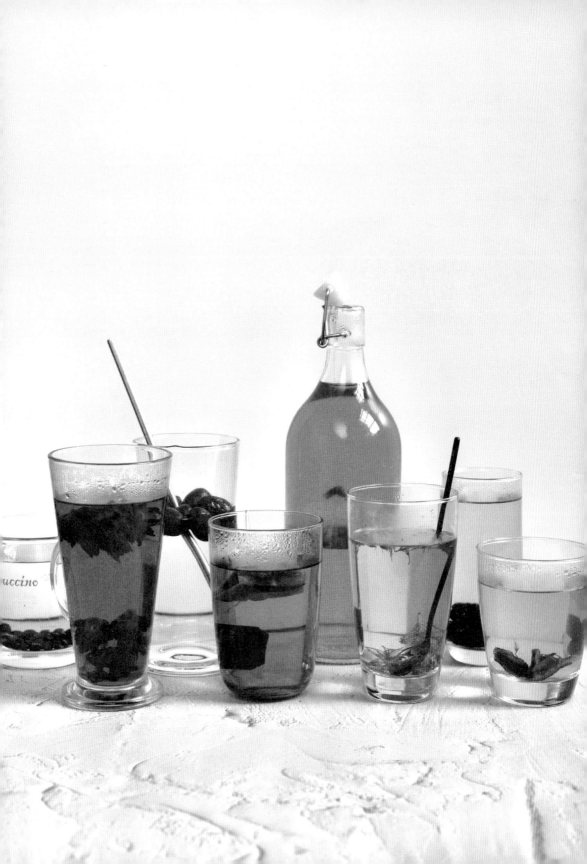

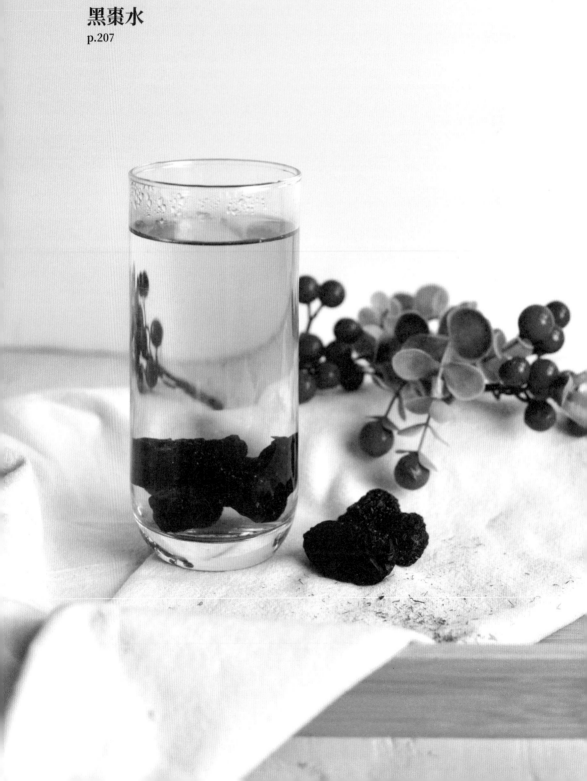

黑棗水
p.207

01 紅棗水

作法 睡前將10枚去籽紅棗放入保溫杯，加入100度熱水，蓋上杯蓋，隔日早上飲用。

功效 大棗分為紅棗與黑棗，雖然外觀差異很大，但都是鼠李科植物棗的果實，只是加工方法不一樣，直接曬乾就是我們平常食用的紅棗。紅棗外皮是紅色的，色赤入心補心血，棗肉是黃色的能補土健脾，紅棗是以養心、補脾為主要功效。《本草備要》記載紅棗能「生津液，悅顏色，通九竅，助十二經，和百藥。」所以當你覺得**氣色不好、口乾舌燥、消化不良**，可以沖泡紅棗水來當作早晨的暖胃茶。紅棗的品種眾多，一般中藥及食療選用雞心棗即可。目前市售有普通紅棗、去籽紅棗以及去籽切片紅棗，紅棗水是用浸泡的方式，未經高溫煎煮，選擇去籽紅棗或者去籽切片紅棗更容易將有效成分釋出。

02 黑棗水

作法 睡前將10枚黑棗放入保溫杯，加入100度熱水，蓋上杯蓋，隔日早上飲用。

功效 黑棗和紅棗一樣也是鼠李科植物棗的果實，經燻焙加工之後果皮顏色變黑成為黑棗，也因此黑棗具有一種獨特的香氣。紅棗與黑棗的差異在於黑棗進補療效比紅棗更強，黑棗色黑，因此更著重於**補腎、強筋骨**，在各式補湯料理中也常見到黑棗的蹤跡。大棗（黑棗）能「助十二經，和百藥」不但能調節各種藥材的功能，還

可以達到一加一大於二的加乘效果。大棗的服用禁忌為「多食損齒，中滿證忌之」，因為甜食會導致齲齒，因此有「多食損齒」之說，飲用後記得刷牙預防齲齒。又中醫有「甘令人滿」說法，吃甜的東西也容易有腸胃脹氣的情況，因此在腸胃悶脹不適的狀態不宜多食。

03 薄荷茶

[作法] 將 5 克薄荷放入保溫杯，加入 100 度熱水，蓋上杯蓋，等待 30 分鐘後即可飲用。

[功效] 相信不少女性朋友在月經來潮之前都飽受乳房腫脹、情緒低落或易怒等經前症候群所影響，這些症狀在中醫歸咎為**肝鬱氣滯**，會造成**胸悶脅痛（側胸疼痛）、乳房腫脹**等症狀。薄荷味**辛性涼，歸肺、肝經**。入肝經能疏肝解鬱，經前症候群的常用中藥方「**逍遙散**」，其中用來疏理肝氣的中藥材就是薄荷。薄荷同時也具有抑菌功效，經前容易長痘痘的女性朋友也可以在經前飲用薄荷茶來改善痘痘肌。薄荷茶可以在經前症候群出現時飲用，一旦經期來臨則暫停。

04 南非國寶茶

[作法] 將 1 個南非國寶茶的茶包放入保溫杯，加入 100 度熱水，蓋上杯蓋，等待 30 分鐘後即可飲用。

薄荷茶
p.208

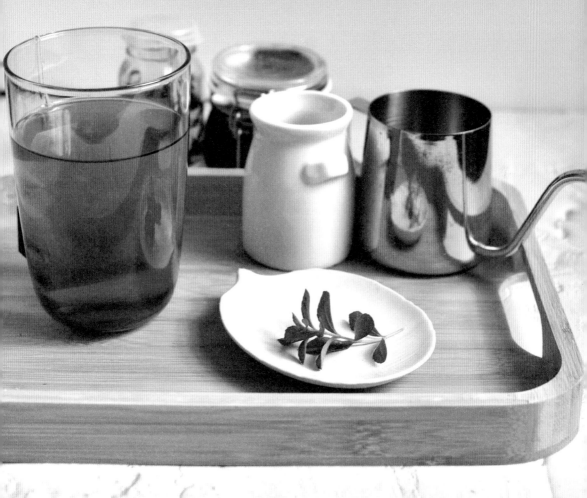

南非國寶茶又稱為博士茶，是生長於南非的豆科灌木植物其針葉乾燥後製成的茶品，因為沖泡的茶水色澤比紅茶更亮麗，因此有南非紅寶石的稱號。南非國寶茶中含有**高含量的多酚**，具有**抗氧化、抗發炎**的功效，所含的**黃酮類也可以調節荷爾蒙刺激雌激素**生成，因此對於女性預防老化、美容養顏是不錯的選擇。南非國寶茶不含咖啡因不影響睡眠，需要注意的是**肝功能異常者不宜長期使用**。

05 金銀花茶

作法　將10克金銀花放入保溫杯，加入100度熱水，蓋上杯蓋，等待30分鐘後即可飲用。

功效　金銀花是多年生木質藤本植物**忍冬**的花蕾，在夏初當花朵含苞未開花時採摘陰乾，因為有黃白雙色，所以又稱為雙花或忍冬花。金銀花**味甘性寒**，在中藥使用上主要為**清熱解毒**，治療風熱感冒以及各種發炎性疾病，或是皮膚炎症。現代藥理學研究發現，金銀花含有**多酚類的綠緣酸以及黃酮類化合物，對於抗氧化、抗老化、調節女性荷爾蒙**有一定的幫助。金銀花中還有一個特別的成分**肌醇**，是屬於**維他命 B 群**的一種，對於多囊性卵巢症候群的患者，可以減少雄性激素的分泌以及改善血糖問題。金銀花茶適合有多囊性卵巢症候群以及有痤瘡困擾的女性朋友飲用，由於金銀花性味寒涼，建議一週最多飲用2次即可。

南非國寶茶
p.208

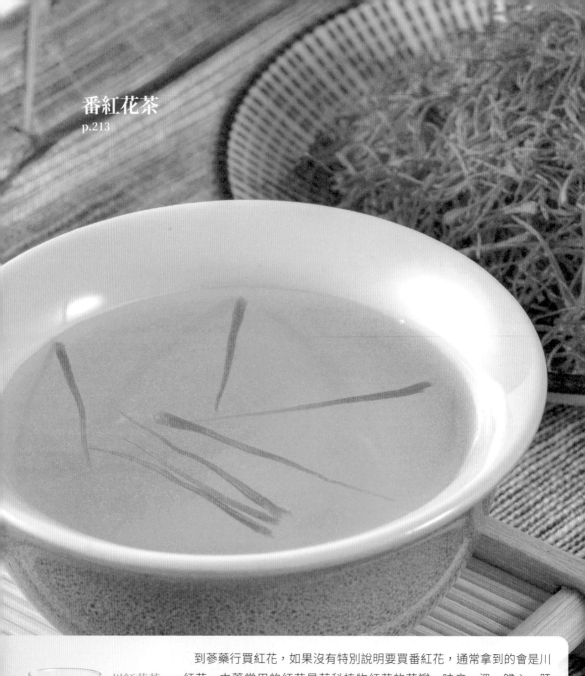

番紅花茶
p.213

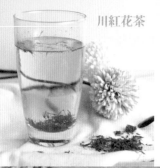

川紅花茶

到蔘藥行買紅花，如果沒有特別說明要買番紅花，通常拿到的會是川紅花。中藥常用的紅花是菊科植物紅花的花瓣，味辛、溫，歸心、肝經，以四川為主產地，所以又稱川紅花。而番紅花是鳶尾科植物番紅花的花柱頭，性味甘微寒，歸心、肝經，原產地為歐洲及中亞地區經最早是經由西藏傳入，因此稱為藏紅花。

番紅花與川紅花的差異在於川紅花性溫、番紅花性寒，兩者同樣具有活血化瘀的作用，但番紅花功效較強又兼涼血解毒的能功，所以只需少量使用即可。至於價格上番紅花也比川紅花昂貴許多，在購買時要特別注意。

06 滁菊茶

作法 將10克滁菊放入保溫杯，加入100度熱水，蓋上杯蓋，等待30分鐘後即可飲用。

功效 食用菊花由於產地、品種及加工方法的不同，有許多不同品項，可以粗略以顏色劃分為黃、白兩色，兩種顏色的菊花功效不同。**清熱解毒、治療風熱感冒**多用**黃菊花**，而**平肝明目**、改善眼睛問題多選用**白菊花**。滁菊是產在滁州的菊花，是白菊花中品質優良的一種。菊花含有豐富的 **β－胡蘿蔔素**在人體內可轉換為維生素A，能改善眼睛紅癢、乾澀等症狀，預防乾眼症與夜盲症。菊花富含類黃酮是抗氧化劑的一種，能對抗**自由基、延緩皮膚老化**。在更年期常用處方「杞菊地黃丸」中，就是在六味地黃丸的基礎上加入枸杞、菊花兩味中藥材，來改善兩眼昏花、視力退化，或眼睛乾澀、迎風流淚等症狀。

07 番紅花茶

作法 將5根番紅花放入保溫杯，加入100度熱水，蓋上杯蓋，等待30分鐘後即可飲用。

功效 番紅花細細的一支並不是花瓣而是乾燥柱頭，番紅花的顏色雖然是紅色，但沖泡出的番紅花水卻呈現金黃色，主要是因為裡面含有**類胡蘿蔔素、番紅花醛、黃酮類、茄紅素、玉米黃質、鐵、葉酸、維生素 B1、B2、B6、B12** 等對身體有益的營養成分。《本草

綱目》記載番紅花「氣味甘平無毒，主治心憂鬱積、氣悶不散、活血、亦治驚悸」。小劑量使用番紅花可以**活血養血，促進血液循環**，能夠改善氣色暗沉，也可以**放鬆情緒改善睡眠品質**。在印度，番紅花搭配一些香料以及蜂蜜就是款待賓客的養生飲品，在歐洲，番紅花更是能夠增添料理風味的高價香料。除孕婦之外，番紅花茶適合一般體質的日常保養。**經期暫停飲用**即可。

08 薰衣草茶

作法 將3克薰衣草放入保溫杯，加入100度熱水，蓋上杯蓋，等待30分鐘後即可飲用。

功效 薰衣草屬於西方的草藥，據傳在古羅馬時代就有使用薰衣草的記載，薰衣草的藥用部位包含花、葉與根部，主要有效成分包含有**檸檬烯、檸檬醛**以及肉桂醇等多種化合物，具有**抗氧化、抗菌、抗發炎**的功效。抗氧化可以幫助中和自由基，減少氧化造成的細胞損傷、延緩老化，也可以降低慢性疾病風險。薰衣草的根部能**促進消化、緩解胃腸不適**，改善腹痛和腸胃脹氣。薰衣草茶廣為大眾熟知的就是**鎮靜和放鬆**的效果，薰衣草的香氣可以幫助減輕焦慮和壓力，是一種自然的助眠劑，睡前飲用一杯薰衣草茶有助於放鬆情緒，改善睡眠品質。

09 牛蒡茶

作法　將10克乾燥牛蒡根放入保溫杯，加入100度熱水，蓋上杯蓋，等待30分鐘後即可飲用。

功效　中藥使用的牛蒡或稱牛蒡子是菊科兩年生草本植物牛蒡的成熟果實，主要是用來**治療感冒、咽喉痛**。而牛蒡茶所使用的是乾燥後的牛蒡根，飲用牛蒡茶是由日本開始引領的風潮，牛蒡中所含有的特殊成分**綠原酸**是一種多酚類，具有**很強的抗氧化功能，能夠預防老化**。牛蒡還有人體所需的**鈣、鎂、鋅**等多種礦物質，牛蒡含有的水溶性膳食纖維可以有效的改善消化不良及促進排便。牛蒡茶溫和沒有副作用，適合有排便問題且希望能抗老美膚的人每日飲用。

10 紅參鬚茶

作法　將10克紅參鬚放入保溫杯，加入100度熱水，蓋上杯蓋，等待30分鐘後即可飲用。

功效　參鬚是人參的最細支根，因加工方法不同有紅參鬚與白參鬚，一般市售以紅參鬚最為常見。參鬚與人參的功效相同，雖然古籍記載參鬚的效力比人參弱，但現代藥理研究**參鬚比人參含有更多的人參皂苷**。人參本身並不含荷爾蒙的成分，但能通過刺激腦下垂體調整內分泌系統，促進性腺分泌荷爾蒙，因此我在治療卵巢早衰的病患，以及在男女助孕時也會使用人參來調理體質。人參亦

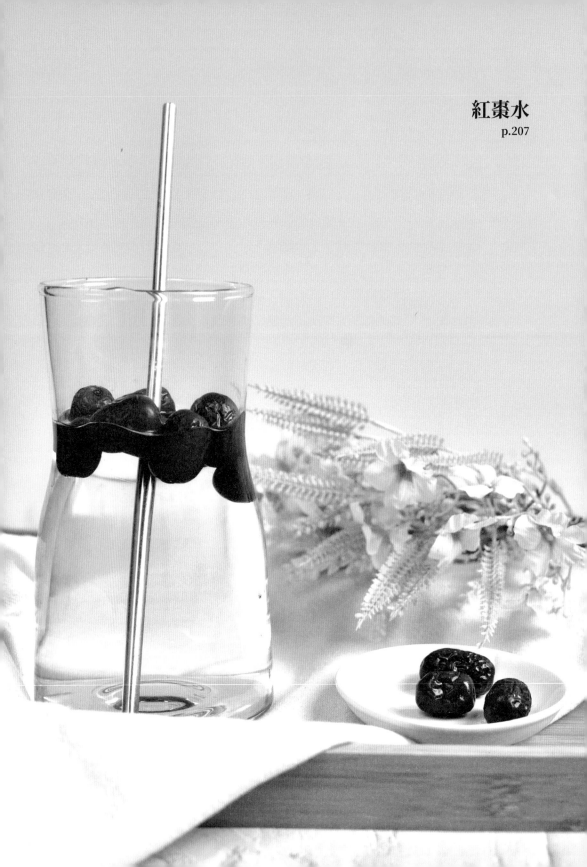

紅棗水
p.207

具有**提振精神、抗氧化、抗衰老**作用。比起人參，參鬚的價格較為低廉，適合當養生茶飲長期服用。

11 紅景天茶

作法　將10克紅景天放入保溫杯，加入100度熱水，蓋上杯蓋，等待30分鐘後即可飲用。

功效　紅景天是景天科植物大花紅景天的乾燥根和根莖。《神農本草經》中記載「無毒，多服，久服不傷人，欲輕身益氣，不老延年者，本上經。」紅景天屬於上品藥材，味甘苦性平，歸肺、心經，有對抗**疲勞、抗憂鬱、抗氧化、延緩衰老、提升專注力以及提升免疫系統**的功效。目前已知紅景天對內分泌系統有雙向調節作用，所謂的雙向調節就是指當內分泌系統過於亢進、分泌過剩時可以抑制其分泌，當內分泌系統功能低下、分泌不足時時可以加速其分泌，並非單方面的促進或抑制，而是達到**平衡內分泌系統**的作用，尤其是和女性生殖相關的腎上腺激素以及性激素等分泌更是如此。因為這些優異的功效，紅景天已被開發為多種保健食品。紅景天茶帶有苦味，如果覺得味道過於苦澀可以加蜂蜜調味。

⑫ 杜仲葉茶

作法 將10克杜仲葉放入保溫杯，加入100度熱水，蓋上杯蓋，等待30分鐘後即可飲用。

功效 杜仲為傳統中藥材，是落葉喬木植物杜仲的樹皮，必須用高溫煎煮後才能將有效成分釋出，而飲用杜仲葉茶也是由日本開始引領風潮，目前已知杜仲葉的活性成分和藥理作用與杜仲皮相似。杜仲葉中含有豐富的營養物質，包括**維生素 B1、B2、E，β－胡蘿蔔素**等，以及**鍺、硒**等微量元素。無論是杜仲或者杜仲葉都含有杜仲黃酮，是一種植物性的異黃酮類成分，具有弱的雌激素活性，可以**調節荷爾蒙**。杜仲葉目前已知能強筋骨、加速骨折部位癒合，還有很好的抗發炎、抗衰老以及**降血壓、降血糖、降血脂**的功效，對於女性荷爾蒙不足且出現三高的族群可以作為長期調養的茶飲。

⑬ 刀豆茶

作法 睡前將30克刀豆放入保溫杯，加入100度熱水，蓋上杯蓋，隔日早上飲用。

功效 刀豆又稱挾劍豆，是一種蔬菜豆，可以直接炒食，也能煮湯入料理，而中藥所用的是刀豆指的是刀豆的種子，或稱刀豆子。刀豆味甘性溫，歸胃、腎經，具有**溫中下氣、益腎補氣、健脾和中、散寒止嘔、定喘、降氣止嗝**等功效。刀豆中所含有刀豆氨酸、皂

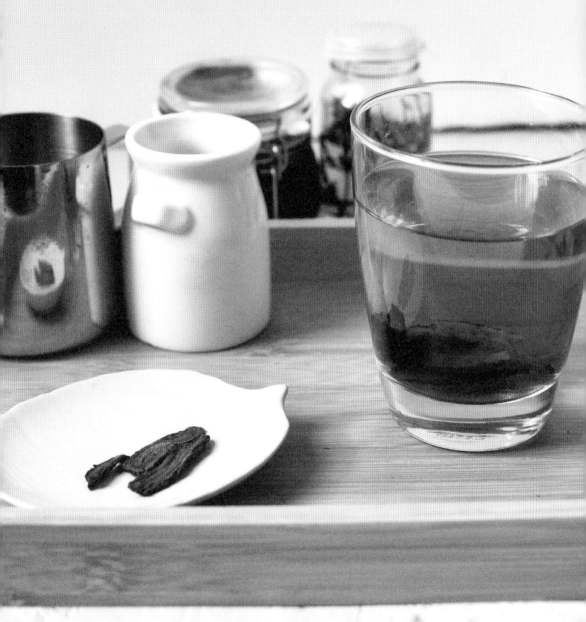

丹參茶
p.222

苷以及多種球蛋白成分，能幫助調整體質，維持人體**正常新陳代謝**，還能**降低脂肪**的吸收，達到**減重**的功效。刀豆還能增強身體免疫力，提高人體對抗疾病的能力，也有部分研究指出刀豆具有**抗腫瘤**的功效。目前已有市售的刀豆茶包可以選用，如果自行購買刀豆沖泡，記得要先將刀豆放入乾鍋中炒熟、炒香後再泡茶飲用，才不會有豆腥味，也能避免腸胃刺激。

⑭ 陳皮茶

【作法】 將10克杜陳皮放入保溫杯，加入100度熱水，蓋上杯蓋，等待30分鐘後即可飲用。

【功效】 陳皮是芸香科植物橘成熟果皮，在秋末冬初果實成熟時採收，將果皮曬乾或低溫乾燥，以陳久者療效更佳，所以稱為陳皮。陳皮味辛苦，性溫。歸脾、肺經。具有**理氣健脾，燥濕化痰的功攻**，經常用在於消除**腸胃脹氣**以及**感冒咳嗽痰多**。現代藥理研究顯示陳皮富含數十種的黃酮類化合物，主要有橙皮苷、新橙皮苷、柚皮苷等等又稱為柑橘類黃酮，經研究發現陳皮作用於呼吸道可以指止咳平喘，作用於心血管系統能強心、舒張血管、降血脂，作用在消化系統能促進消化液分泌、保肝利膽。同時能抗發炎、**抗氧化**、抗腫瘤、提高免疫功能。柑橘類黃酮具有優越的抗氧化功能，同時能**輔助維生素 C 的吸收**，而維生素 C 能促進膠原蛋白形成，所以想要美容養顏不可錯過陳皮茶，陳皮泡茶會有苦味，可以加上一點蜂蜜做調味增添美味。

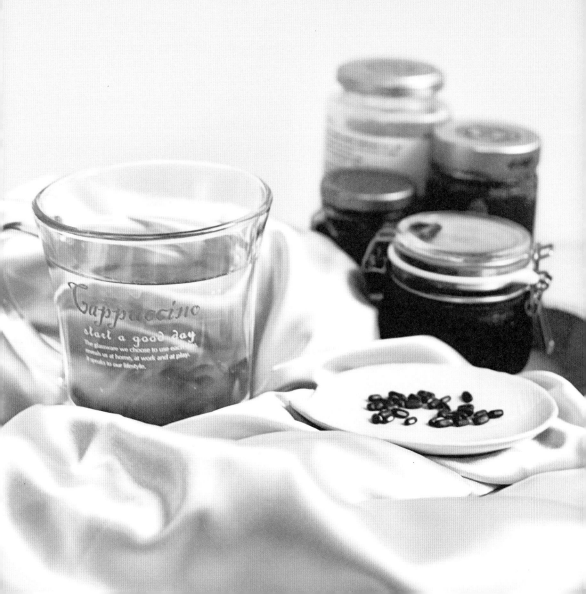

赤小豆茶

p.223

15 丹參茶

作法　將10克丹參放入保溫杯，加入100度熱水，蓋上杯蓋，等待30分鐘後即可飲用。

功效　《神農本草經》將丹參列為上品藥材，丹參味苦性微寒，歸心、肝經。具有**活血調經、涼血消炎、安神**等功效。《本草備要》記載丹參「破宿血，生新血，安生胎，墮死胎，調經血，除煩熱，功兼四物，為女科要藥。」所以傳統中醫有「一味丹參功同四物」的說法，無論女性調經、胎前、產後都是常用的中藥。丹參含有丹參酮、原兒茶醛、原兒茶酸、丹參素、維生素B12、E等，這些都是非常有效的抗氧化成分。目前已知丹參能擴張冠狀動脈、**降血脂、抑制血栓**形成，對於**預防心血管疾病**有一定的幫助。女性朋友如果有月經不順、經痛的問題也可以在非經期時服用丹參茶調理身體。

16 玄米茶

作法　準備一個平底鍋，將玄米（糙米）倒入，以中小火烘烤。過程中需不斷攪拌玄米，直到它們散發香氣變成淺金色，這個步驟通常需要約5-10分鐘。將10克玄米與3克綠茶放入保溫杯，加入100度熱水，蓋上杯蓋，等待30分鐘後即可飲用。

功效　玄米是日文名稱，就是我們平常食用的糙米，是把稻穀最外面的一層稻殼去掉，保留稻米最完整的營養成分，營養價值特別高。

玄米茶中的綠茶含有茶多酚和類黃酮等抗氧化物質，這些成分有助於對抗自由基、減少氧化損傷、保護細胞健康，尤其是針對心血管部分，能調節高血壓、減少心臟疾病風險。玄米就是糙米，具有補氣健脾的功效，對消化系統有益，緩解腹部不適，改善腹瀉和胃腸脹氣。目前已知玄米茶可以抗氧化、抗發炎、改善心臟健康、促進消化，玄米與綠茶都屬於食材，長期飲用能強化免疫系統並且有減重的功效。

17 赤小豆茶

作法 睡前將30克赤小豆放入保溫杯，加入100度熱水，蓋上杯蓋，隔日早上飲用。

功效 紅豆與赤小豆外型相似，很多人都以為中藥的赤小豆就是紅豆，因此經常混淆與誤用，但仔細觀察外觀就能夠分辨，紅豆體型圓胖而赤小豆雖然大小接近但外形細長。赤小豆是豆科植物「飯豆」的種子，飯豆還有其他顏色，以紅色和黃色較常見。紅色即赤小豆又稱赤豆、紅飯豆。赤小豆藥效較佳，屬於中藥材，而紅豆偏於食療使用。赤小豆味甘酸性平，無毒。《本草備要》記載「甘酸色赤，心之穀也。性下行，通小腸，利小便，行水散血，消腫排膿，清熱解毒。」赤小豆茶**消水腫**的功效比紅豆更佳，在沖泡前記得先放入乾鍋中炒香，炒至表皮出現裂紋後再泡茶飲用，才不會有豆腥味，有效成分也更容易釋出。

18 洛神花茶

作法　將 1 朵乾燥洛神花放入保溫杯，加入 100 度熱水，蓋上杯蓋，等待 30 分鐘後即可飲用。

功效　洛神花原產於西非、印度、馬來西亞等地，由於是近代所傳入外來物種，自古中醫藥典籍並沒有記載它的功效，但是民間食用已有近百年歷史，對其營養價值以及療效也有一定的研究。洛神花含有豐富的 **β － 胡蘿蔔素、維生素 A、B1、B2、C** 等，不但可以**促進新陳代謝**、振奮精神、對抗疲勞，他的天然酸味能夠**開脾胃、助消化**，也經常作為夏天飲用生津止渴、清熱解暑、消除水腫的健康飲品，目前最新研究洛神花對於**降血壓、降血脂**有一定的幫助。洛神花味酸，怕酸的人可以加一點蜂蜜調味，飲用完後最好刷牙或漱口，避免天然酸性物質損害牙齒的琺瑯質。

19 絞股藍茶

作法　將 10 克絞股藍放入保溫杯，加入 100 度熱水，蓋上杯蓋，等待 30 分鐘後即可飲用。

功效　絞股藍又名五葉參、七葉膽，是屬於葫蘆科植物，藥用部位為的根狀莖或全草，味苦微甘，性涼，歸肺、脾、腎經。具有**消炎解毒、止咳祛痰**的功效。絞股藍含有絞股藍皂苷、黃酮、維生素 B、

C、E 和礦物質鉀、鈣。現代藥理學發現有部分的絞股藍皂苷和人參皂苷的結構相同，因此絞股藍有極佳的**抗氧化、抗腫瘤、抗衰老、保肝、增強記憶力**等功效，有著「南方人蔘」的美名，在日本被稱為「福音草」。經研究發現，絞股藍皂苷對於降血脂有很好的療效，已被開發為降血脂藥物。絞股藍現多用作滋補強壯藥，所含微量元素，**對養顏美容、改善黑斑及白髮**有幫助，也有部分研究指出它能幫助抑制體內脂肪細胞的形成，因此想美容及減脂的人，一定要試試絞股藍茶。

20 羅漢果茶

作法　將乾燥的羅漢果去殼，取一半的果肉放入保溫杯，加入100度熱水，蓋上杯蓋，等待30分鐘後即可飲用。

功效　羅漢果又稱「神仙果」，味甘性涼，歸肺、大腸經。能夠**清熱潤肺，滑腸通便**。常用於治療**燥咳無痰、感冒咽痛、聲啞失音、腸燥便祕**。羅漢果中礦物質硒的含量特別高，達到0.186mg／kg，是一般食品的2到4倍，硒元素有**預防冠狀動脈病，具有抗老化、防癌**的功效。羅漢果的甜味來源是羅漢果甜苷，其甜度非常高，大約是蔗糖的250到300倍，但羅漢果甜苷幾乎不含熱量，也不影響血糖，被開發成肥胖者和糖尿病患者使用的天然代糖。正在減重或喜歡喝含糖飲料的朋友，羅漢果茶會是非常理想的風味茶飲。

PART 02

適宜【春夏時節】
排毒除濕的刮痧法

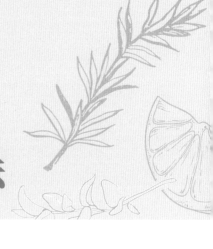

　　刮痧是一種傳統的中醫療法，是利用刮痧板或類似工具在特定經絡區域施力，透過摩擦皮膚表面以產生皮下許多密集的微出血點，俗稱「出痧」。刮痧有助於**去瘀血、生新血**以達到促進血液循環，能夠**去除體內的濕氣、寒氣、熱氣**，具有**緩解疼痛**的功效。秋冬的季節因為外界氣溫寒冷，所以人體的氣會往體內深藏已達到保暖的功效，而到了春夏，氣會往體表發散，達到散熱的功效。因此春夏氣溫高時，血管會擴張散熱，會特別感到四肢腫脹，戒指經常會需要大一個尺寸，或者手錶需要有調節扣的功能。因為水濕的特性就是往低處流，因此到下午小腿的水腫會更明顯，可以利用經絡刮痧來疏通經絡，改善水腫的情況。

　　要消除水腫的刮痧方式是要從肢體的離心端往近心端操作，也就是**四肢末梢朝著軀幹的方向刮痧**，因此在手腳各選擇一條和水分代

謝相關的經絡：**手少陽三焦經、足太陰脾經**來進行刮痧。刮痧是一種養生保健的方法，在家就可以利用簡單的刮痧手法達到調理身體機能、消除水腫的目的。

刮痧的事前準備：

● **刮痧板：**可使用專業的刮痧板或其他刮痧器具，一般以天然材質為佳，常見的材質有牛角、木頭、玉石、竹板。如果手邊臨時沒有刮痧板也可以使用邊緣平滑有厚度的硬物，如磁湯匙。刮痧有可能在皮膚產生小傷口，建議在刮痧前先用酒精消毒。刮痧器具最好使用個人的，避免共用以確保衛生和感染風險。

● **刮痧膏、按摩油：**刮痧有專用刮痧膏，也可以使用市售的按摩油，刮痧膏是以凡士林為基底，添加一些植物精油增加香氣與療效，當然也可以直接使用凡士林。市售的按摩油也可以直接取代刮痧膏，或者可以自製按摩油，只要利用基底油加入自己喜歡的精油就可以了。想要加強消水腫的精油可以使用**檸檬、葡萄柚、迷迭香、側柏、絲柏、茴香精油**。使用刮痧膏、按摩油的主要目的是減少刮痧的摩擦和刺激，避免皮膚損傷，加入精油可以提高療效，但並非絕對必要。

● **清潔皮膚：**清潔待刮痧的皮膚表面，如果有流汗要先擦乾，用溫熱的濕毛巾清潔皮膚。最好在熱水澡或淋浴後進行刮痧，除了皮膚比較潔淨之外，溫暖的皮膚更容易出痧。皮膚有傷口、發炎、感染或是患有傳染性皮膚病時禁止刮痧。有蕁麻疹、異位性皮膚炎等皮膚疾病的患者，刮痧前請先諮詢醫師。

刮痧的注意事項

● **刮痧時間點：**飲酒、飯後不宜馬上刮痧，至少間隔1小時。

● **注意力道：**用刮痧板輕輕刮拭目前需要刮痧的區域，注意保持一定的力度但不要用太大的壓力造成疼痛，如果刮幾次仍沒有發紅出痧的反應，有可能是力道不足，需要加強力道。

● **注意方向：**刮痧的方向應該依循著經絡的方向進行，以**順經絡為補法，逆經絡為瀉法**，除了少數的狀況需要用到瀉法，多數刮痧為了通暢經絡都以**順經絡、單一方向**為主，而不是來回摩擦。

● **出痧顏色：**刮痧並不是出痧越多、越黑越有效果，一般刮痧後出的痧都是鮮紅色的，過幾天痧的顏色會轉暗。如果出痧顏色特別紅或者很快出痧，代表身體火熱旺盛。有時候會發現一出痧就是暗紫

黑色，代表身體狀況不佳，血瘀與寒濕都有可能是發生的原因。

● **何時停止治療**：刮痧的時間長短並非決定何時停止刮痧的主要因素，必須以皮膚反應為主要考量，因為每個人出痧的時間快慢不同，以皮下泛紅出痧為度。總體而言刮痧的時間不宜過長，視需要刮痧經絡範圍的大小以及皮膚出痧狀況彈性調整。

　　注意過敏反應及皮膚損傷：皮膚出現紅斑或出痧是正常的刮痧反應，出痧之後力道可以逐漸減輕。但如果皮膚過於紅腫、疼痛、表皮受損、過敏反應應立即停止刮痧。

● **刮痧後護理**：刮痧完後先將體表的刮痧膏、按摩油擦拭乾淨，接著喝一點溫開水，中醫的概念是刮痧後毛孔會打開，要注意保暖，避免吹風受寒。

● **刮痧頻率**：刮痧後必須要等全部的出痧都退掉後才能再度刮痧。太過頻繁地刮痧會導致皮膚表面變硬以及色素沉澱影響外觀。建議一週刮痧一次即可。

刮痧的功效

● **促進血液新生**：刮痧造成的出痧是皮下微血管破裂，破裂之後的

微血管會自動進行修復，這時會活化微血管、增加血液流動、改善局部血液循環，這有助於輸送氧氣和營養物質到細胞組織，加速廢物和代謝產物的排出，達到**去瘀生新**的功效。

● **緩解肌肉疼痛**：刮痧除了可以幫改善血液循環，在操作的過程中對肌肉筋膜施以壓力，也有助於舒緩緊張的肌肉，減輕肌肉疼痛和僵硬，尤其對於慢性肌肉痛有一定效果。

● **放鬆身體和減輕壓力**：刮痧的過程通常伴隨著精油或香氛的使用，這有助於放鬆身體，減輕身體和精神上的壓力。

● **消除水腫**：《素問‧靈蘭秘典》：「三焦者、決瀆之官、水道出焉。」三焦就像是掌管水分運行的官吏，它是中醫一個特別的名詞，與其他臟腑的不同之處在於三焦並不具實體，我們目前找不到身體任何一個器官與它對應，它是一個抽象的概念。三焦遍布在人體全身，是血氣、津液運行至五臟六腑的道路，掌管水分代謝。有部分的中醫認為三焦類似於體內的筋膜系統或者內分泌系統。三焦通暢則水液運行、暢順無阻，三焦疾病會引致體內的水液循環出現阻礙，引致水腫或小便不暢，因此**三焦經刮痧**可以藉由通條水道消除上肢水腫。**足太陰脾經**除了調節消化功能，也和水分代謝有關。脾經通過運輸體內水分，確保各個組織和器官獲得足夠的水分，調節體內的

水液平衡，防止水分滯留在組織間隙中，因此脾經刮痧可以能預防水腫和消除浮腫。

三焦經刮痧—上肢水腫

手少陽三焦經的起點位於無名指的末梢靠近小指側，從指甲根部的**關衝穴**，經過無名指的關節向上沿著第四、五掌骨間穿越手背，經過手腕的外側，然後繼續上行穿過前臂沿著橈骨與尺骨間上行，到達手肘尖的**天井穴**。再沿著天井穴的外側進入上臂到達在肩關節後側的**肩髎穴**，三焦經進一步向上走，到達頸部外側後進入頭部，經過耳朵外側也就是顱骨的顳側區域，最終到達眼睛外側。

要消除上肢水腫，刮痧只要從關衝穴刮至沿著第四、五掌骨至手腕，再沿著橈骨與尺骨間上行，到達手肘肘尖的天井穴，天井穴刮至肩髎穴即可。肩髎穴位在肩峰（肩膀最外側的地方）後下方，當手臂平舉打開時凹陷的位置就是肩髎穴。

三焦經刮痧—上肢水腫

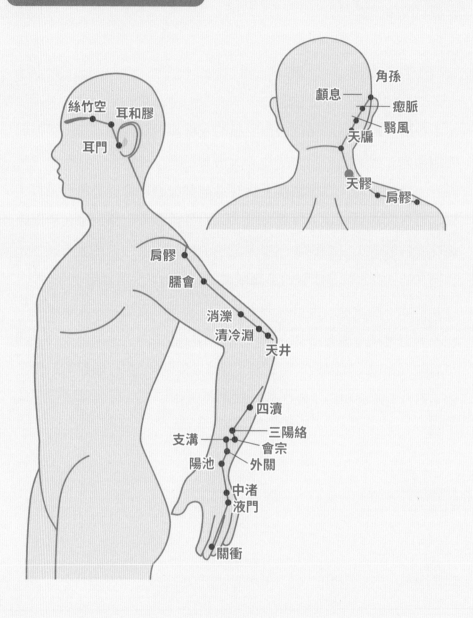

絲竹空　耳和髎

耳門

角孫

顱息　　瘈脈

天牖　　翳風

天髎

肩髎

肩髎

臑會

消濼

清冷淵

天井

四瀆

三陽絡

支溝　　會宗

外關

陽池

中渚

液門

關衝

脾經刮痧──下肢水腫

　　脾經的起點是大腳趾指甲根部內側緣的**隱白穴**，沿著腳內側膚色較白的處向上行走，經過腳內踝的前緣，沿著小腿脛骨後部向上行，再繞經過膝關節內側，再上行沿大腿內前側，然後進入腹腔。脾經在腹腔運行後，繼續向上穿過橫膈膜，最終向上貫穿喉嚨，經過口腔，最終止於舌下。

　　一般腹部穴位不進行刮痧，消除水腫的脾經刮痧只要從**隱白穴**沿著大腳趾的內側向上經過腳踝、小腿脛骨後側、經過**三陰交穴**至膝蓋內側，再沿著大腿內前側刮痧至大腿根部即可。

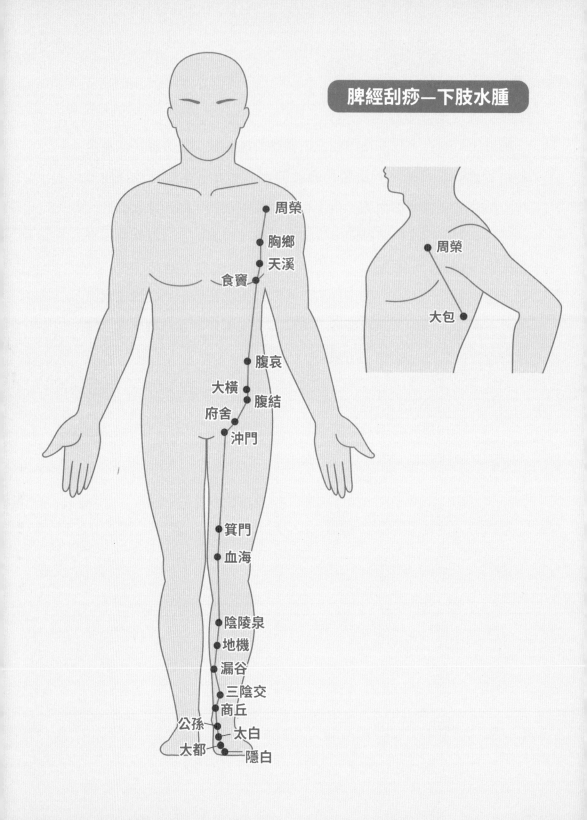

脾經刮痧—下肢水腫

周榮
胸鄉
天溪
食竇
腹哀
大橫
腹結
府舍
沖門
箕門
血海
陰陵泉
地機
漏谷
三陰交
商丘
公孫
太白
太都
隱白

周榮
大包

適宜【秋冬時節】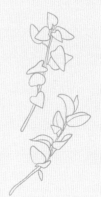
促進血循代謝的藥浴包

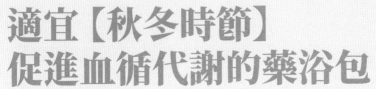

　　冬天氣溫下降，很多女性朋友會有手腳冰冷的問題，即便穿再厚重的衣服也無法讓自己溫暖起來，這是因為體內氣血不足所致，除了用中醫藥膳食療、茶飲調理，也能在冬天使用具有溫熱藥性的中藥浴配方泡澡，藉由皮膚直接吸收藥材的天然有效成分促進氣血循環、放鬆肌肉筋膜。藥浴所產生的香氣也能療癒身心，幫助舒緩寒冷天氣帶來的不適感。

藥浴操作方式

1. 中藥材料放入鍋中，加入2000毫升的水，水滾後用小火煮20分鐘，以確保中藥材完全釋放其精華。
2. 在浴缸中注入溫熱的浴水。

3. 當浴缸放滿約 3/4 時，將煎煮好的中藥倒入浴缸，再注水調節適合泡澡的溫度，建議適宜溫度為 38 到 40 度。

4. 將身體清潔後便可享受中藥浴，水的浸泡高度不宜超過心臟，泡澡時盡量不分心做其他的事，放鬆身體和心靈。

5. 藥浴時間約為 15 分鐘，可以每 5 分鐘就稍微起身休息，完成藥浴後用溫熱清水沖洗身體，並飲用溫水補充水分。

6. 藥浴為一種輔助療法，無法取代專業醫療。如果您曾經對任何中藥材過敏，或者曾誘發過敏反應，請在使用前諮詢您的中醫師。

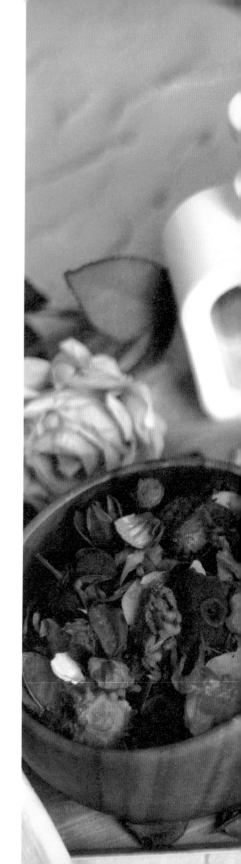

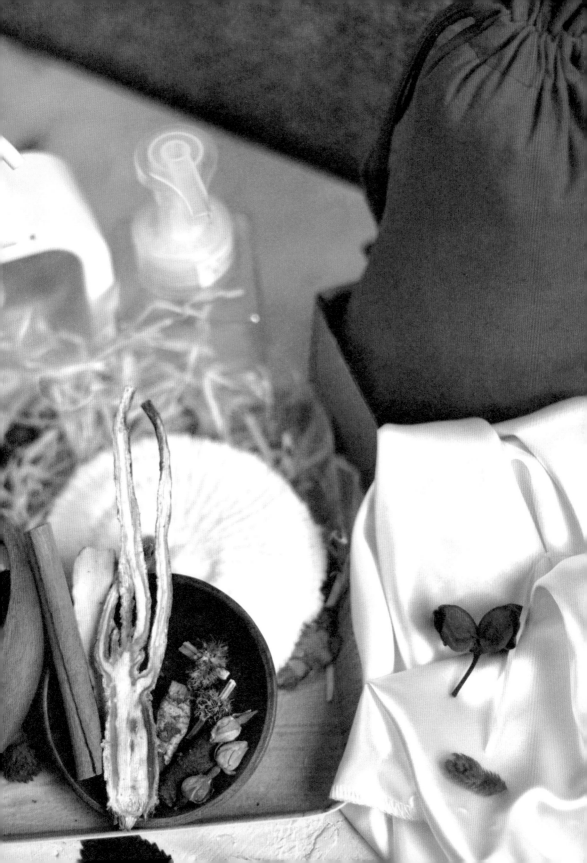

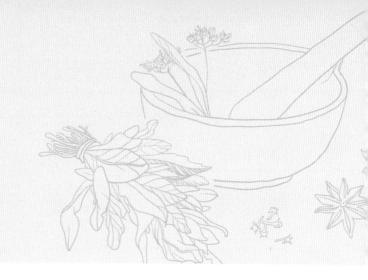

藥浴包
配方

1. 艾草暖身藥浴包

材料

桂皮⋯⋯⋯⋯⋯⋯⋯⋯⋯⋯20克
丁香⋯⋯⋯⋯⋯⋯⋯⋯⋯⋯10克
艾葉⋯⋯⋯⋯⋯⋯⋯⋯⋯⋯20克
乾薑⋯⋯⋯⋯⋯⋯⋯⋯⋯⋯20克

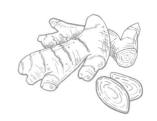

功效　艾葉除了可以用於灸法，煎湯內服或者外洗皆有療效，艾葉具有溫經止血、散寒調經的功效，艾葉煎湯外洗可以治療濕疹瘙癢；桂皮是肉桂的樹皮，具有擴張血管、促進血循環的功效；丁香能夠散寒止痛、溫腎助陽，也能擴張血管、促進血循環；乾薑是薑的根莖乾燥之後的成品，具有溫暖身體以及止痛的作用。艾草暖身藥浴包有助於擴張末梢血管，改善血液循環，有效提高體溫，緩解冬季的寒冷不適。

2. 放鬆筋骨藥浴包

[材料]

獨活⋯⋯⋯⋯⋯⋯⋯⋯⋯⋯20克

桑寄生⋯⋯⋯⋯⋯⋯⋯⋯⋯20克

當歸⋯⋯⋯⋯⋯⋯⋯⋯⋯⋯20克

川芎⋯⋯⋯⋯⋯⋯⋯⋯⋯⋯20克

白芍⋯⋯⋯⋯⋯⋯⋯⋯⋯⋯20克

[功效]　獨活具有祛風除濕、緩解關節麻痺疼痛的功效。桑寄生則能養血益肝腎，可以改善腰膝酸軟、筋骨無力的症狀。當歸能補血養血，改善血虛血滯，治療跌打損傷。川芎味辛性溫，能通經絡，稱為「血中氣藥」，可改善血瘀氣滯造成的的痛證，當歸與川芎合用能夠補血、改善血液循環，以及因寒氣凝結造成的疼痛。白芍則能夠放鬆肌肉，緩解肌肉痙攣。放鬆筋骨藥浴包能夠改善全身血液循環，對緩解肌肉疲勞和關節疼痛有助益。

3. 預防感冒藥浴包

材料

高良薑⋯⋯⋯⋯⋯⋯⋯⋯⋯20克

紫蘇葉⋯⋯⋯⋯⋯⋯⋯⋯⋯20克

大風草⋯⋯⋯⋯⋯⋯⋯⋯⋯30克

功效　高良薑同樣為薑科植物，作用部位偏於腸胃道以及消化系統，能夠暖胃散寒、治療胃部冷痛，還能幫助消化、醒酒。高良薑的水煎劑對白喉桿菌、肺炎雙球菌、金黃色葡萄球菌等皆有不同程度的抑制作用，具有良好的抗發炎及抗菌特性。紫蘇煎湯口服可用於治療魚蟹中毒的腹痛吐瀉，因為紫蘇有很好的抗菌作用，對大腸桿菌、痢疾桿菌、葡萄球菌均有抑制作用，可以強化呼吸系統、預防感冒。大風草為傳統客家婦女產後使用的藥草，被認為有消毒、驅風、淨化的功效，客家人視其為產婦坐月子必備的天然聖品。將大風草曬乾的莖葉煮水沐浴，能預防感冒和產後頭痛、關節痛以及婦科感染等功效。預防感冒藥浴包不但能夠提高體溫，改善天冷造成的身體不適，也能提升體內免疫系統，有良好的抗菌作用、預防感冒。

4. 合歡助眠藥浴包

【材料】

合歡皮⋯⋯⋯⋯⋯⋯⋯⋯⋯⋯20克

葉交藤⋯⋯⋯⋯⋯⋯⋯⋯⋯⋯20克

白芍⋯⋯⋯⋯⋯⋯⋯⋯⋯⋯⋯20克

甘草⋯⋯⋯⋯⋯⋯⋯⋯⋯⋯⋯20克

【功效】　合歡皮《本草備要》記載「安五臟，和心脾，令人歡樂忘憂。」能治療心神不安、憂鬱失眠，所以稱為合歡。夜交藤又稱為首烏藤，是何首烏的藤莖以及莖葉，除了治療失眠症，還能去除風濕、通利關節，煎湯水洗也具有治療皮膚暗瘡、化膿性皮膚炎症以及皮膚濕疹、癢疹的功效。白芍與甘草搭配為芍藥甘草湯，能夠調和氣血、放鬆肌肉，緩解各種因為肌肉緊張、肌肉抽筋造成的疼痛。合歡助眠藥浴包有助於舒緩情緒、放鬆緊繃的肌肉幫助入睡，也具有改善皮膚炎症的美膚功效。

5. 茉莉紓壓藥浴包：

[材料]

茉莉花⋯⋯⋯⋯⋯⋯⋯⋯⋯⋯20克
玫瑰花⋯⋯⋯⋯⋯⋯⋯⋯⋯⋯20克
川芎⋯⋯⋯⋯⋯⋯⋯⋯⋯⋯⋯20克
益母草⋯⋯⋯⋯⋯⋯⋯⋯⋯⋯20克

[功效]　茉莉花屬於理氣藥，能調理肝、脾、胃經，能疏肝理氣、調理腸胃功能，所含的揮發油性，可緩解胸腹脹痛，具有行氣止痛的功效。玫瑰花也是屬於理氣藥，香氣宜人能夠放鬆情緒，達到疏肝解鬱的功效。玫瑰花和茉莉花相同，可以調理腸胃之氣、消脹氣止痛。茉莉花與玫瑰花雖然都屬於中藥材，但更常用於茶飲及食療。益母草能活血調經，為婦科要藥，改善多種婦科問題，所以稱之為益母草，除此之外還能利水消腫，用於治療跌打損傷、痤瘡粉刺、皮膚紅癢疹等，有清熱解毒美膚之功。茉莉紓壓藥浴包有助於舒緩壓力和焦慮，同時也能改善皮膚問題，讓你在泡澡時除了能放鬆情緒還能改善皮膚問題、淨化美膚。

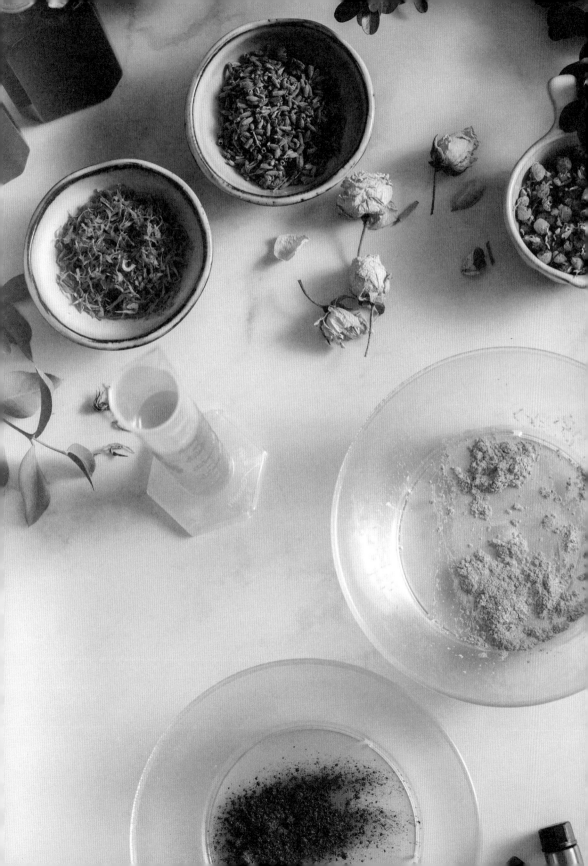

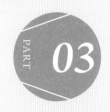

PART 03

32 個舒緩更年期不適症狀的保健穴位＋針對子宮日常養護的溫灸調理

自己按壓保健穴位，要如何取穴呢？

　　中醫穴道古籍的定位是以「寸」為單位，如何定位「寸」的長度？《千金要方》中有一個「同身寸」，是指以本人體表的某些特定的部位定分寸，作為尋找穴位時的長度單位，因為每個人的身高不同，身體的長短比例也不同，「同身寸」的測定方式是一個更合理、更因人制宜的定位方法。

1 寸：1 個大拇指的寬度

2 寸：3 指幅，食指至無名指併攏時的寬度

3 寸：4 指幅，指的是食指至小指併攏時的寬度

穴道按摩是一種傳統的中醫療法，透過刺激人體上的特定穴位來調節身體的功能，進行穴道按摩時需要注意：

1. **評估自身狀況**：進行穴道按摩之前，請確認自己的健康狀況是否適合按摩。血壓控制不佳的高血壓患者，或是正處於發燒狀態、各種炎症反應、有內出血病史或凝血問題，以及罹患惡性腫瘤的病患等，在按摩之前最好先諮詢醫生的建議。

2. **掌握適當力道**：按摩時的力度應該適中，不同穴位的敏感度也會不同，產生痠脹感是正常的，按摩時要避免用力過度，過度刺激穴道可能造成局部肌肉、筋膜發炎。如果在按摩過程中感到不適或疼痛應立即停止。

3. **使用指揉法**：以手指指腹端著力於穴位做深度按壓，可配合旋轉、揉動加強按摩強度，此手法適用於所有穴道，至於要使用哪一指可以依照個人習慣，以順手、好施力為主。

4. **按摩的時間**：只要感到身體不適時即可按摩至症狀緩解。例如幫助睡眠的穴道可以在睡前按摩。但注意所有穴道按摩須避開剛吃飽飯的時間，飯後立即進行按摩可能會干擾正常的消化過程，造成不適、腹痛等問題。建議餐後至少1小時後再進行按摩。

5. **注意手部衛生**：在進行穴道按摩之前，雙手應先清潔消毒，指甲剪短，避免產生傷口而造成皮膚細菌感染。

6. **避開有皮膚問題的區域**：皮膚有傷口、發炎、濕疹、蕁麻疹、傳染性疾病或其他皮膚問題，避免在該區域進行穴道按摩。

7. **逐漸適應**：剛開始穴道按摩最好從輕柔的刺激開始，等適應之後再逐漸增加力度和時間。

8. **注意按摩反應**：如果按摩當下趕到頭暈、噁心等不適症狀，應立即停止按摩。

針對更年期不適症狀的
舒緩穴位

1. 委中穴──腎虛腰痠

經絡 足太陽膀胱經

位置 膝蓋彎曲時小腿後方膝膕窩橫紋的正中點，在股二頭肌腱與半腱肌腱之間凹陷處。

功效 古代針灸醫師臨牀經驗《四總穴歌》中有一句「腰背委中求」。代表所有的腰背問題，無論是急性腰扭傷、坐骨神經痛、腰椎退化所造成的腰痠背痛都可以靠按摩委中穴緩解。

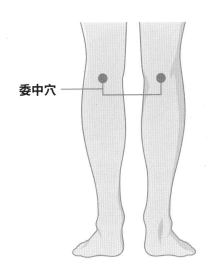

委中穴

2. 百會穴──氣虛頭暈

經絡 督脈

位置 以前髮際為起點，後髮際為終點，沿身體中線拉一條直線，將直線分為12等份，百會穴位在從前髮際算起第5份處。百會穴是嬰兒期頭頂未閉合的囟門位置，按壓略有凹陷。

功效 百會穴位於頭頂，是手足陰陽、督脈等眾多經脈直接間接交會處，為一身經脈之宗，百神所會，故稱為百會。具有提神醒腦、開竅明目、提升陽氣的功效。無論是氣虛、感冒，或是高血壓造成的頭暈、頭痛，按摩百會穴皆可改善。

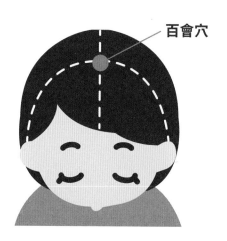

百會穴

3. 三陰交穴──血虛貧血

經絡 足太陰脾經

位置 小腿的內側面，足內側腳踝踝尖上3寸，小腿脛骨內側緣後側脛骨與肌肉交界的凹陷處。

功效 三陰交，是指三條陰面經絡（足太陰脾經、足厥陰肝經、足少陰腎經）的交會處。所以它的主治範圍橫跨肝、脾、腎三條經絡，非常廣泛。舉凡泌尿生殖系、女性子宮問題、月經不調、脾胃虛弱都可以利用三陰交穴調節身體機能。按壓三陰交穴可以促進子宮收縮，幫助月經期排血順暢。

三陰交穴

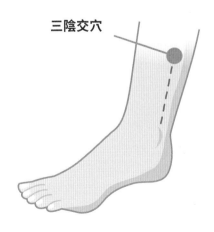

4. 氣海穴——手腳冰冷

經絡 任脈

位置 下腹部正中線，肚臍下1.5寸處。

功效 《針灸資生經》：「氣海者，蓋人之元氣所生也。」氣海穴是元氣之海，也是氣的來源，因此具有理氣、益氣的功效，能夠改善臟氣虛損、真氣不足、四肢冰冷、男女不孕症以及男子性功能障礙。

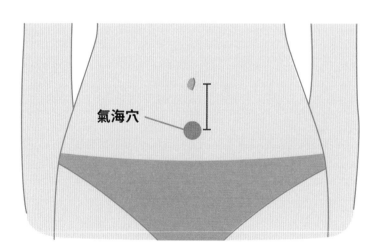

氣海穴

5. 子宮穴 —— 宮寒經痛

經絡 經外奇穴

位置 先找出肚臍的位置，在肚臍下4寸，左右旁開3寸處。

功效 子宮是女性孕育胎兒的器官，子宮穴能治子宮各種疾病，包括月經不調、痛經、不孕、子宮脫垂等等。當痛經發生時也可以將暖暖包放置在子宮穴處緩解痛經。

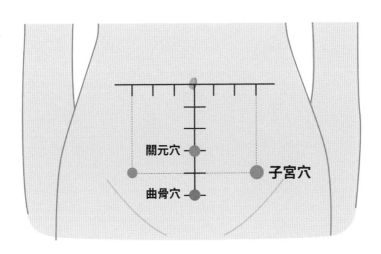

6. 膻中穴 — 免疫力低下

經絡 任脈

位置 胸部正中線在第四肋骨間隙處，大約兩乳頭間的連線處。

功效 膻中穴也是在任脈之上，相對於任脈下部的氣海穴而言，膻中穴匯集了胸膛上部之元氣，同樣為任脈的生氣之海，也稱為「上氣海」。膻中穴也是八會穴之一，是宗氣聚會之處，因此有「氣會膻中」的說法，具有補氣、利氣、調氣的功效，能阻擋邪氣、宣發正氣、提升身體免疫力。

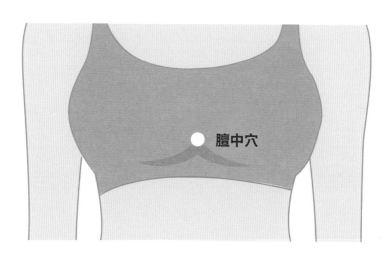

膻中穴

7. 中脘穴——脾胃氣虛

經絡 任脈

位置 上腹部正中線，肚臍上4寸。或是以胸骨與劍突骨接合處為起點，以肚臍為終點畫一條直線，中脘穴在直線的正中點。

功效 中脘穴是胃的募穴，募穴是臟腑之氣輸注於胸腹部的穴道。中脘穴位於手太陽小腸經、手少陽三焦經、足陽明胃經與任脈的交會點。具有調和胃氣、理氣寬中、幫助消化的功效。可以改善胃脹氣、胃痛、消化不良、嘔吐胃酸以及各種胃腸功能性疾病。

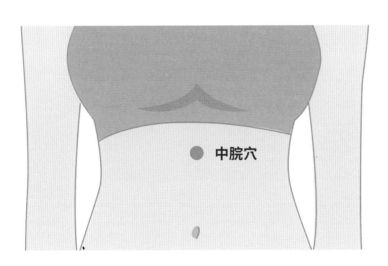

● 中脘穴

8. 人中穴──疲勞疲倦

經絡 督脈

位置 嘴唇上方找到人中溝的位置，將人中溝分為3等份，人中穴位於上處。

功效 人中穴位於督脈和手陽明大腸經、足陽明胃經的交會處，具有開竅、醒神、升陽的功效。在疲勞倦怠時按壓，可以達到提神醒腦的功效。人中穴同時也是昏迷狀態的急救穴位。

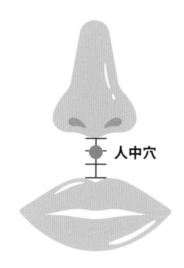

人中穴

9. 關元穴——調節荷爾蒙

經絡 任脈

位置 下腹部正中線，肚臍下3寸處。

功效 關元穴為足厥陰肝、足太陰脾、足少陰腎三條經絡與任脈交
會之處，所以又稱「三結交」。關有關藏之意，而元代表人體
的本神與元氣，關元穴是為關藏人體真元的地方，靠近男子
藏精、女子蓄血之處，所以關元穴可以改善真陽不足、下焦
虛寒，是調節人體荷爾蒙的重要穴道。

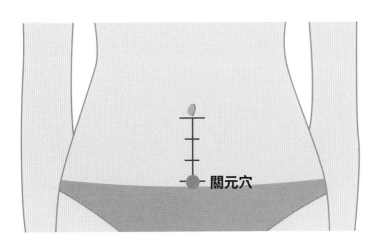

關元穴

10. 神門穴——失眠焦慮

經絡 手少陰心經

位置 將手腕的橫紋分為6等份，由小指往拇指側算第1份處就是神門穴，神門穴剛好在手腕肌腱的凹陷處。

功效 神指的是心神，門指的是門戶。心藏神，而神門穴是「手少陰心經」原穴，十二經脈在四肢各有一原穴，原穴是臟腑的原氣經過和留止的部位，近代對經絡的研究，也常以原穴作為代表經絡的重要穴道。心經的原穴是掌管心神的門戶，與心神相呼應，因此稱為神門。具有清心熱，安神寧心的功效。各種失眠、神經衰弱、更年期睡眠障礙等都可以藉由按摩神門穴改善。

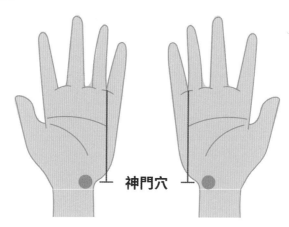

神門穴

11. 內關穴——心悸氣短

經絡 手厥陰心包經

位置 手腕橫紋上2寸,穴位在掌長肌腱與橈側腕屈肌腱兩條肌肉的肌腱中間。

功效 寧心安神、降逆止嘔。現代醫學用於改善心悸、心律不整、失眠。對於懷孕造成的嘔吐也有緩解效果。

內關穴

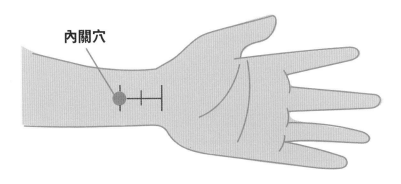

12. 通里穴——益心血管

經絡 手少陰心經

位置 先找出腕橫紋的神門穴，往手臂內側面距離神門穴1寸處，穴位在尺側屈腕肌肌腱靠橈側緣的凹陷處。

功效 通有通達之意，里指的是虛里，古代心又稱指虛里，通里穴代表能夠通達於心，與心相呼應。通里穴能夠調節心臟功能，改善心悸、心痛等症狀，也是心絞痛、心律不整的常用穴。

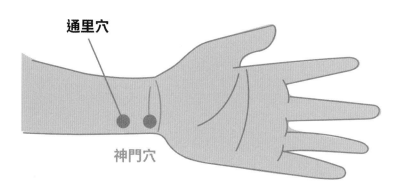

通里穴

神門穴

13. 降壓溝——調節血壓

經絡 經外穴

位置 降壓溝位於耳朵背面，耳廓的內緣與外緣相接處所形成一條溝槽。

功效 降血壓，可以用大拇指由上往下，沿著降壓溝按摩反覆數次。

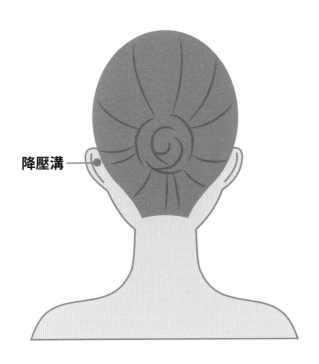

降壓溝

14. 太衝穴——自律神經失調

經絡 足厥陰肝經

位置 腳背第一與第二蹠骨間隙的後方，兩骨夾角的凹陷處。

功效 肝經的原穴，「衝」是指要衝，太衝穴是血氣充盛之處。太衝穴具有平肝熄風、清熱利膽、明目的功效。自律神經失調屬於肝陽上亢，按壓腳背的太衝穴可以使上衝的肝陽往下行，改善自律神經失調的症狀。

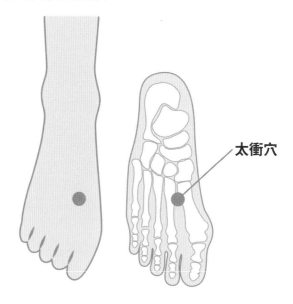

太衝穴

15. 陰陵泉穴—消水腫

經絡 足太陰脾經

位置 小腿內側,沿著脛骨內側髁往後下方凹陷轉折處。在脛骨內側緣與腓腸肌的筋骨之間。

功效 腳的內側面為陰,脛骨內側髁突起為陵,而泉水出於其下,因此稱為陰陵泉。陰陵泉具有運化腸胃、去除濕滯、調理膀胱的功效,因此可以改善各種水腫、小便不利或失禁。

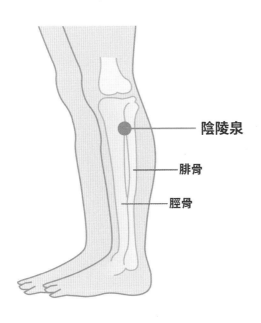

陰陵泉

腓骨

脛骨

16. 足三里穴 ── 調節血糖

經絡 足陽明胃經

位置 膝關節下3寸，距離脛骨前緣往外側1寸。

功效 足三里穴是中醫常用穴，《四總穴歌》「肚腹三里留」指的是足三里穴的主治廣泛，以消化系統為主，可以改善腸胃功能。如：消化不良、便祕、吐瀉等。對心血管循環系統、呼吸系統、泌尿生殖系統也有幫助。目前現代醫學研究發現足三里具有調節血糖的功能。

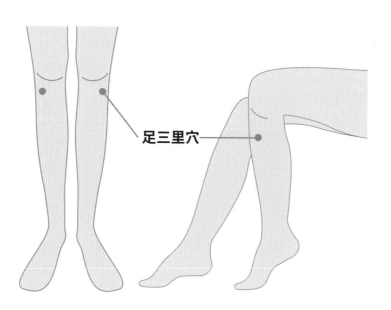

足三里穴

17. 太谿穴──燥熱、熱潮紅

經絡 足少陰腎經

位置 腳踝內側的後方，先找出腳內踝的踝尖最高處與跟腱之間凹陷處。

功效 足少陰腎經的脈氣出於足底，在此處匯集成為溪流，故稱「太谿」。太谿穴具有益腎、降火的功效，除了可以改善更年期的燥熱、熱潮紅，對失眠也有幫助。

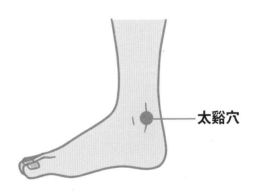

太谿穴

18. 曲池穴——皮膚乾燥

經絡 手陽明大腸經

位置 當彎曲手肘時,手肘橫紋靠外側端的凹陷處。

功效 曲池穴具有疏邪熱、利關節、祛風濕、調氣血的功效。除了可以改善局部肘關節的疼痛以及神經痛問題,根據《針灸大成》的記載,曲池穴可以改善「皮膚乾燥、皮脫痤瘡、皮膚痂疥」等皮膚問題。

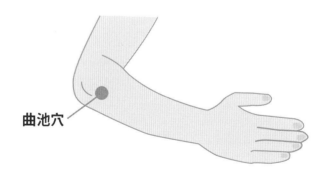

曲池穴

19. 四神聰——記憶力衰退

經絡　經外奇穴

位置　位於頭頂，先找出百會穴，四神聰位在百會穴的前、後、左、右、各距離1寸處，一共有4個穴位。

功效　神代表神志，聰代表耳聰目明。四神聰能治療神志失調、耳目不聰等各種頭部、臉部及精神症狀。無論是頭痛、眩暈、失眠、健忘、中風後遺症、腦炎後遺症都可以藉由按摩四神聰改善。

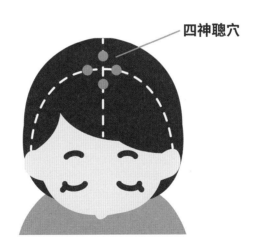

四神聰穴

20. 膀胱俞 —— 頻尿、漏尿

經絡 足太陽膀胱經

位置 骶部骶正中嵴旁開1.5寸（1.5個大拇指寬度）。

功效 膀胱俞穴與內臟膀胱相對應，是膀胱通往背部的穴道。可以調理各種膀胱尿道的問題，包括小便混濁、遺尿漏尿、小便不暢，或因尿路感染所造成的頻尿、尿痛。經常按摩膀胱俞可強化膀胱功能。

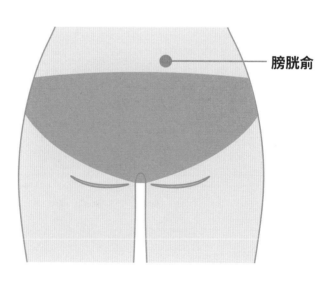

膀胱俞

針對子宮
日常養護的溫灸調理

　　針灸這個名詞大家都很熟悉，但是很多人都不清楚，**針法與灸法**其實是兩種不同的治療方法。針灸的治療基礎是中醫的經絡學說，人體有**手足三陽經、手足三陰經共十二條正經**，再加上**奇經中的任督二脈**，通稱為**十四經**。這些經脈系統如果以捷運系統比喻就是環狀線，十二條正經是一個環狀線，任督二脈又是另一個環狀線。而各個經脈間又有小的支線互相串聯，這些複雜的交通網絡串聯著體表的經絡與內臟。

　　在經絡中走動的是經氣，經氣就像捷運列車般在經絡的軌道上循行。經絡上每個穴位就像是捷運站，捷運站也會依其交通重要性質分為三捷交會站、雙捷交會站，也會有大站、小站的區別。穴位也是相同的道理，不同的穴位在經絡中扮演不同的角色，如果屬於交會站的穴道，治療功效就會廣泛一些，如果只是一般穴道，治療功

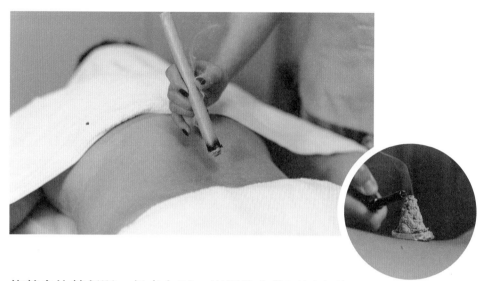

能就會比較侷限，但走在同一條經絡上的不同穴位，治療的功效會很類似。例如**胃經上的穴道都可以處理腸胃系統的問題**。雖然操作手法不同，但無論是使用穴位按摩、針法、灸法的都可以藉由刺激穴位達到調節經絡系統、恢復身體健康。

針法與灸法的差別在於，中醫的針法是使用特製消毒過的無菌針具刺入患者的穴位，利用針刺後操作者的特殊手法，讓受針者產生**酸、麻、脹、痛**等針感，藉此**疏通經絡、調節氣血**，達到治療疾病、緩解骨關節疼痛以及改善臟腑功能。而灸法則是以中草藥（主要是艾草）加工製作成**艾絨**（艾葉去雜質後的棉絨）、**艾炷**（艾草製成的短圓柱形）或**艾條**（艾絨製成的長圓柱形），將其燃燒後放在患者特定穴位皮膚上，通過熱力及草藥的藥性穿透皮膚、進入經絡來治療疾病。灸法通常用於**促進氣血循環、溫經散寒、改善經氣流**

動，藉由**調節體內陰陽、氣血平衡**達到預防疾病的功效。因為加入熱力傳導以及艾絨溫熱的藥性，艾灸更常用於寒性症狀，例如月經痛、宮寒不孕、天候變化而導致的關節疼痛等。

傳統的灸法需要燃燒艾絨、艾灸，其時間、溫度和治療位置都是重要的考慮因素，如果操作不慎容易燙傷，施作後身上也會殘留艾草的味道。目前坊間研發充電式的溫灸儀，不須明火也可以達到溫熱的效果，有些溫灸儀可以加入艾草藥餅或者是艾草貼片。如果沒有艾草餅或貼片的功能，也可以在操作灸法的皮膚上添加以基底油稀釋後的精油，可選用溫熱性質的像是：生薑、肉桂、丁香、檀香、乳香、伊蘭伊蘭、羅勒、茴香等等，一樣可以藉由皮膚吸收藥氣與熱力傳達來改善婦科問題。

女性最重要的器官就是下腹骨盆腔中的子宮和卵巢，和女性的月經週期、懷孕、安胎、順產、更年期荷爾蒙變化息息相關。下腹部屬於任脈與腎經循行的位置，任脈位於身體的正中線，而腎經位在任脈的左右兩旁各5份處，兩者位置十分接近，溫灸儀與皮膚的接觸面積大，治療範圍也大，可以順著兩條經絡的方向慢慢溫灸治療。溫灸下腹部可以改善骨盆腔血液循環，適合有經痛困惱尤其是吃冰會更痛的女性，或者作為下腹冰冷，月經量減少、卵巢功能衰退、女性不孕症的輔助治療。如果有婦科疾病或腫瘤，像是子宮肌瘤、子宮肌腺症、子宮內膜異位症的女性，溫灸前請先諮詢您的中醫師再行操作。

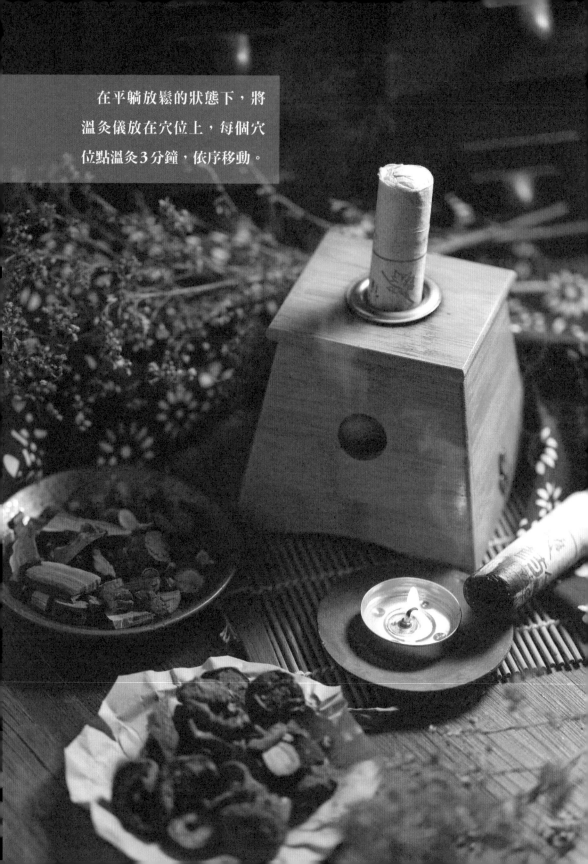

在平躺放鬆的狀態下，將溫灸儀放在穴位上，每個穴位點溫灸3分鐘，依序移動。

十二正經

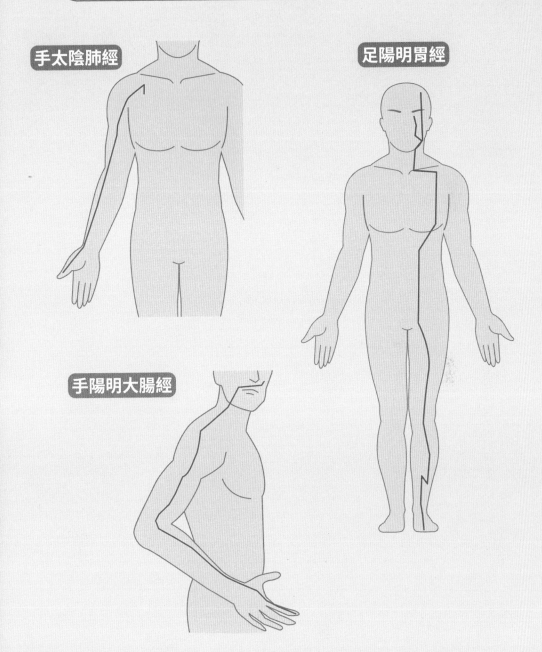

手太陰肺經

足陽明胃經

手陽明大腸經

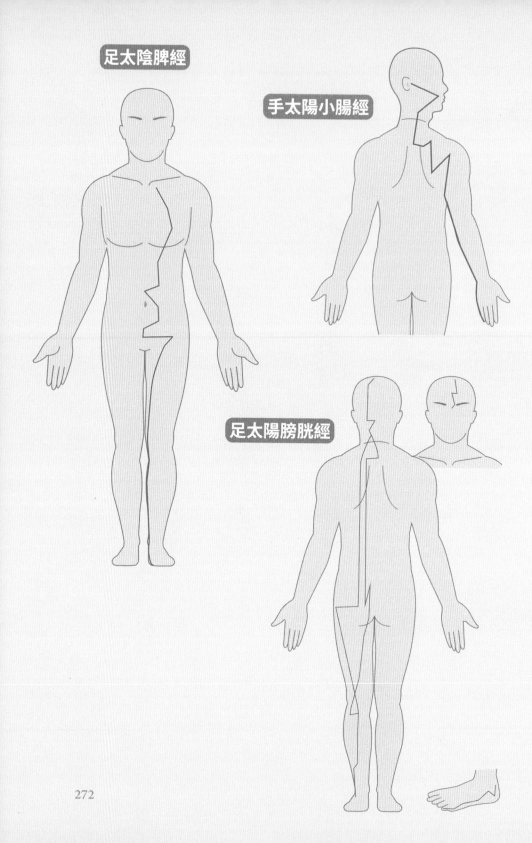

足太陰脾經

手太陽小腸經

足太陽膀胱經

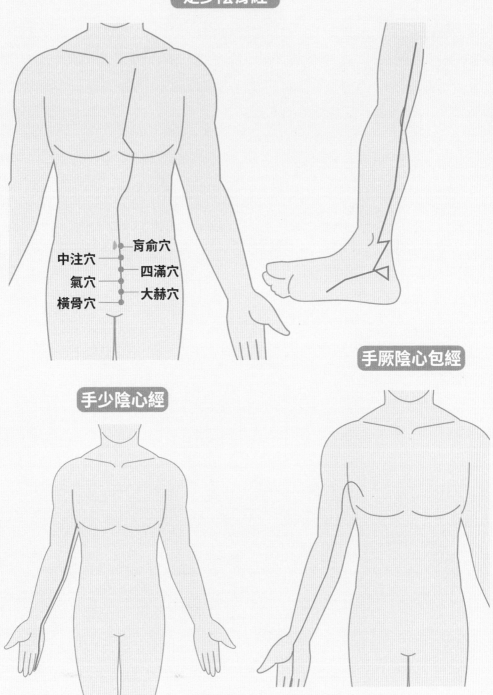

足少陰腎經

中注穴 —— 肓俞穴

氣穴 四滿穴

橫骨穴 大赫穴

手厥陰心包經

手少陰心經

273

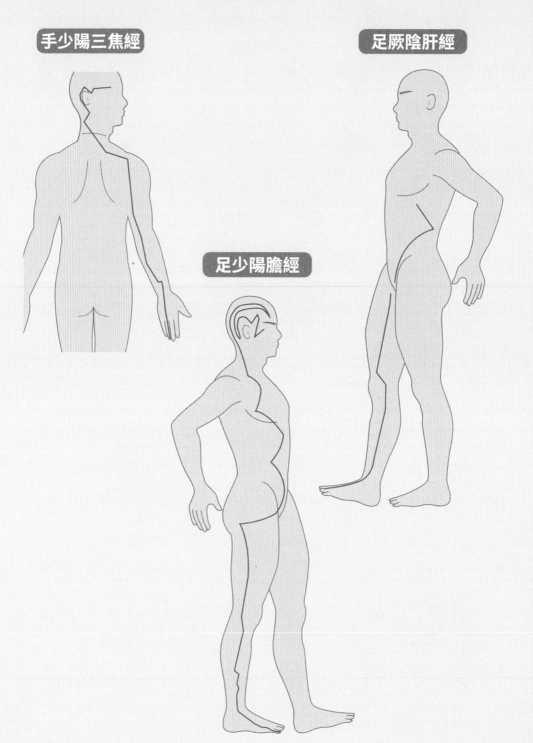

手少陽三焦經

足少陽膽經

足厥陰肝經

奇經八脈

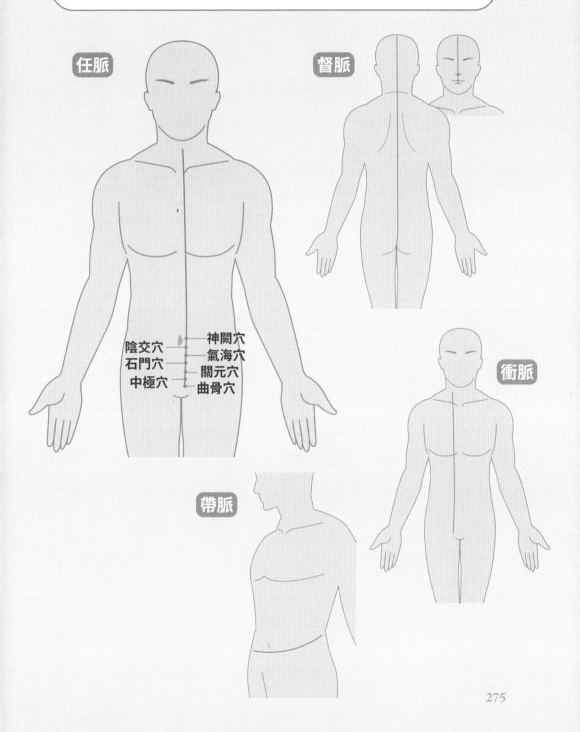

任脈

督脈

衝脈

帶脈

陰交穴
石門穴
中極穴

神闕穴
氣海穴
關元穴
曲骨穴

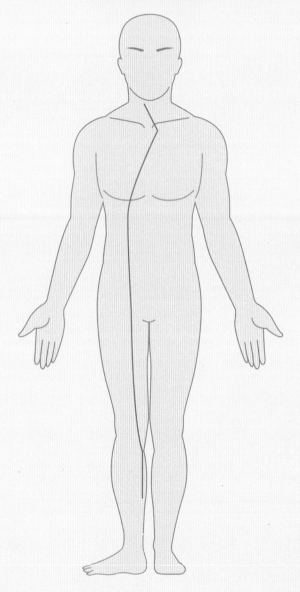
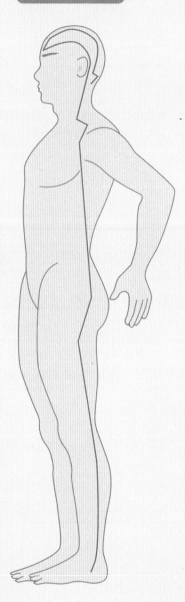

陰蹻脈

陽蹻脈

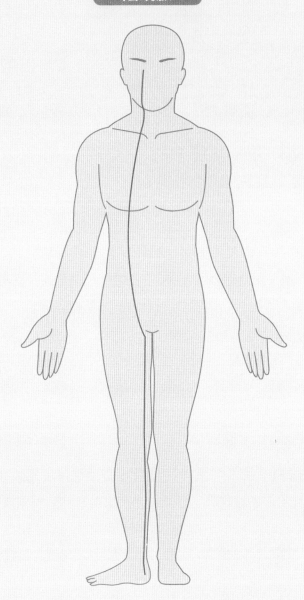 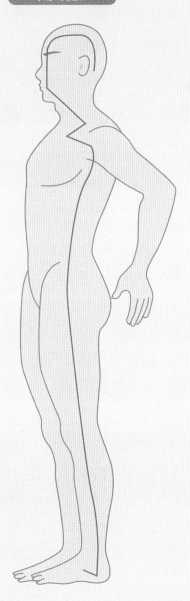

任脈溫灸

起始穴位為曲骨穴，終點穴位為神闕穴，一共會經過7個穴道。

1. 曲骨穴

位置 恥骨聯合上方凹陷處，距離肚臍下5寸。

功效 治療陰道炎、陰癢、陰道乾痛、女性不孕症。

2. 中極穴

位置 恥骨聯合上方1寸處，距離肚臍下4寸。

功效 治療女性下腹冷痛、月經不規律、經閉不通、白帶、子宮脫垂、產後惡露不淨。

3. 關元穴

位置 恥骨聯合上方2寸處，距離肚臍下3寸。

功效 治療下腹寒冷、腹痛、腹瀉、便祕、月經週期不規律、功能失調性子宮出血、促進排卵。

4. 石門穴

位置 恥骨聯合上方3寸處，距離肚臍下2寸。

功效 治療腹痛、腹瀉、腹脹、便祕、月經週期不規律、陰道炎、陰癢、女性不孕。

5. 氣海穴

位置 恥骨聯合上方3.5寸處，距離肚臍下1.5寸處，位在神闕與關元連線的中點。

功效 胃下垂、脫肛、功能失調性子宮出血、子宮脫垂、女性不孕症。

6. 陰交穴

位置 恥骨聯合上方4寸處，距離肚臍下1寸。

功效 功能失調性子宮出血、骨盆腔發炎。

7. 神闕穴

位置 恥骨聯合上方5寸處，即為肚臍的位置。

功效 痛經、子宮脫垂。

腎經溫灸

起始穴位為橫骨穴，終點穴位為肓俞穴，一共會經過6個穴道。

1. 橫骨穴

位置 曲骨穴左右各5份處。

功效 小便不淨、盆腔炎、膀胱炎。

2. 大赫穴

位置 中極穴左右各5份處。

功效 痛經、功能失調性子宮出血、女性不孕、促進排卵。

3. 氣穴

位置 關元穴左右各5份處。

功效 月經週期不規律、經痛、陰道炎、子宮虛寒、女性不孕。

4. 四滿穴

位置 石門穴左右各5份處。

功效 月經排血不順暢、膀胱炎。

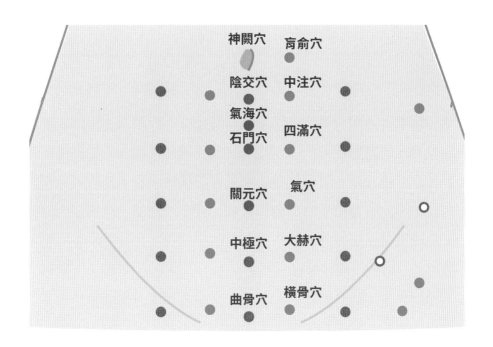

神闕穴　肓俞穴
陰交穴　中注穴
氣海穴
石門穴　四滿穴
關元穴　氣穴
中極穴　大赫穴
曲骨穴　橫骨穴

5. 中注穴

位置　陰交穴左右各5份處。

功效　腹痛、便祕、腹瀉、月經週期不規律。

6. 肓俞穴

位置　神闕穴左右各5份處。

功效　腹痛、便祕、腹瀉。

帶脈溫灸

　　帶脈不屬於十二正經或十四經，是奇經八脈之一。奇經八脈包括督脈、任脈、沖脈、帶脈、陰維脈、陽維脈、陰蹻脈、陽蹻脈。奇經八脈是十二經脈經氣的蓄水池，具有儲蓄、灌流的調節作用，如果以捷運系統比喻，就像是各個捷運線的機廠，將多餘的車廂暫時停放在機場，等待需要時再調節出動。沖脈、帶脈、陰維脈、陽維脈、陰蹻脈、陽蹻脈的穴道都是寄附在十二經脈以及任、督二脈這十四經之中，所以沒有專屬的穴道。

　　十四經的走向都是縱向的，帶脈和其他經絡不同之處在於它是人體唯一的橫向經脈。帶脈就像一條繩子，將其他的經脈束在一起，如腰帶一般，因此稱為帶脈。帶脈環繞身體一周，主治**手腳冰冷、腹部脹滿、腰痠無力、腿軟無法行走**。帶脈同時對女性婦科而言也十分重要，和女性的月經週期、懷孕、安胎、順產相關，能治療月經痛、月經週期不規律、陰道炎分泌物多等病症。帶脈有「總束諸脈」的作用，藉由約束以及調節縱行於軀幹的經絡來維護身體健康，而膽經上的穴道「帶脈穴」剛好經過帶脈，是膽經與帶脈的交會穴，因此溫灸「帶脈穴」也可以達到調理肝膽的功能。

帶脈穴

位置　身體左右腰側，腋下正中線齊平於肚臍的位置。

位置　月經週期不規律、陰道炎分泌物多、月經痛、腹痛、子宮脫垂、骨盆腔發炎。經常溫灸帶脈穴也可以減少腰部脂肪堆積，達到瘦腰塑身的效果。

參考書目

《黃帝內經》

　　非一人撰寫，成書時期戰國時期至漢朝初期之間，分為《素問》和《靈樞》兩部分，《素問》的內容是中醫內科學的基礎，《靈樞》則是中醫經絡及針灸學的理論源頭。

《蘭室秘藏》

　　成書於金元時期，是由醫家李杲所撰寫。涵蓋了內、外、婦、兒等臨床科目，記載許多中醫方劑和臨床經驗，包括李氏自創的方劑。《蘭室秘藏》的名稱取自《素問·靈蘭秘典論》中的"藏靈蘭之室"，意味著所記錄的方劑具有珍貴的價值。

《金匱要略》

　　中醫經典著作，由東漢時期的張仲景所撰寫。張仲景最初撰寫《傷寒雜病論》因漢末長年的戰亂而隱佚，經後世多位醫家整理最終分為《傷寒論》以及《金匱要略》，《金匱要略》主要內容涵蓋了各種雜病。

《本草備要》

　　清朝汪昂撰寫，成書於康熙三十三年，是古典中醫藥物的匯集整理，主要取材于《本草綱目》和《神農本草經疏》。本草備要可視為中醫臨床藥物手冊，所有學習中醫者必讀。

《本草綱目》

明朝李時珍所著，費時27年參考800多本中醫本草書籍，李時珍甚至多次實地考察、採集樣本，是集結中國16世紀以前本草學大成的一本著作。

《食療本草》

唐代孟詵撰，張鼎增補改編，成書時間約唐開元年間。一般認為此書原本為孟詵所撰寫的《補養方》，經張鼎補充89種食療品，之後定名為《食療本草》，是一本食療專書。

《滇南本草》

明代雲南嵩明人蘭茂所著，《滇南本草》是中國現存古代地方性本草書籍中較為完整的作品。

《太平惠民和劑局方》

簡稱《和劑局方》，是宋代官方修訂記載處方的醫書，由宋太醫局編。官修方書為宋代中醫師必讀的教課書。

《藥性論》

甄權所著，為南朝梁至唐朝名醫，根據記載享壽102歲。有多本關於針灸、脈學、中藥著作。

《名醫別錄》

原書早已佚失，作者不詳，成書年代為魏晉時期，因其內容大量被引用於其他書籍中，目前的《名醫別錄》經由後世整理成書，對於研究漢魏六朝的本草學有實用價值。

《醫學衷中參西錄》

清末民初著名醫家張錫純所著，致力於中西醫學的融匯貫通，用西醫理論加以解釋分析中醫，為中醫開創全新思路。

《本草經集注》

南朝 梁 陶弘景撰，是根據《神農本草經》、《名醫別錄》的內容編撰，是當代本草發展史上的一項重大成就。

《藥性考》

全書名稱為《脈藥聯珠藥性考》，為清朝龍柏撰寫於乾隆六十年。取材自《本草綱目》，重新刪減編輯、去誤存實，更補充近200種藥材包括民間草藥以及外來品種。

《本朝食鑒》

是由人見必大仿照《本草綱目》體例撰寫，成書於元祿十年。此書記載了日本各種食物的性質、食法等詳細解說，在日本的食物本草學中扮演了先驅性的角色。

《隨息居飲食譜》

清朝王士雄所撰寫，成書於清咸豐十一年，書籍記載中醫食療學、養生保健以及祛病延年的方法，是一部著名的營養學專著。

《神農本草經》

簡稱《本草經》或《本經》作者相傳為神農氏，約成書於秦漢時期，是現存最早的中藥學專書，記錄藥物365種，分為分上品、中品、下品。因原書早已佚失，經過歷代考證修編，目前通行版本為清朝孫星衍所編纂。

《本草經疏》

又名《神農本草經疏》，明朝繆希雍所撰寫。是在《神農本草經》的基礎上加以註解發揮。

《本草分經》

清朝姚瀾按藥物歸經理論進行撰寫。將藥物分成通十二經及奇經的藥物，以及不循經絡的雜品。

《日華子本草》

全書名稱為《日華子諸家本草》，原書為五代十國的《吳越日華子集》，原書已散佚目前流傳為北宋重整後的版本，是研究中藥和五代藥學史的重要文獻。

《千金要方》

《千金要方》或稱《千金方》為《備急千金要方》之簡稱，是唐代醫家孫思邈搜集唐初以前的醫藥著作集合成書，是最早的臨床中醫學百科全書。

《針灸資生經》

簡稱《資生經》為宋朝王執中所撰寫，集合宋朝之前的針灸學進行了全面系統性的整合，對後世針灸學有重要影響。

《針灸大成》

為明代楊繼洲所撰寫，靳賢校正，首刊於明萬曆二十九年，楊繼洲廣求群書，採集有關針灸之法編寫而成，是集合明代之前針灸學大成之著作。

更年期慢老調養書

從35歲就開始保養的中醫祕方，50道抗老食譜、20道暖身茶飲、32個保健穴位
及四季療法，從五臟到子宮全方位調理內外，逆齡美顏養卵巢，讓妳越活越年輕

作　　　者／羅珮琳
企劃編輯／王瀅晴
封面設計／李岱玲
食譜示範・攝影／林志恆

發 行 人／許彩雪
總 編 輯／林志恆
出 版 者／常常生活文創股份有限公司
地　　　址／106台北市大安區信義路二段130號

讀者服務專線／ (02) 2325-2332
讀者服務傳真／ (02) 2325-2252
讀者服務信箱／ goodfood@taster.com.tw

法律顧問／浩宇法律事務所
總 經 銷／大和圖書有限公司
電　　　話／ (02) 8990-2588（代表號）
傳　　　真／ (02) 2290-1628

製版印刷／東豪印刷事業有限公司
初版一刷／ 2023 年 10 月
定　　　價／新台幣 499 元
I S B N ／ 978-626-7286-09-8

國家圖書館出版品預行編目 (CIP) 資料

更年期慢老調養書：從35歲就開始保養的中醫
祕方,50道抗老食譜、20道暖身茶飲、32個保
健穴位及四季療法,從五臟到子宮全方位調理
內外,逆齡美顏養卵巢,讓妳越活越年輕 / 羅珮
琳著 . -- 初版 . -- 臺北市：常常生活文創股份有
限公司, 2023.10

面；　公分

ISBN 978-626-7286-09-8(平裝)

1.CST: 更年期 2.CST: 婦女健康 3.CST: 食譜
4.CST: 中醫

417.1　　　　　　　　　　112016286

FB ｜ 常常好食　　網站｜食醫行市集